U0073242

接納你的不完美，啟動內在自癒力

精神科醫師的情感控制術

精神科医が教える病気を治す 感情コントロール術

EMOTION CONTROL

樺澤紫苑——著　洪薇——譯

本書是二〇一六年出版的《不努力就能康復》（頑張らなければ、病気は治る，暫譯）一書，經大幅加筆、刪修勘誤後重新出版。

前言

能控制情感，就能控制身體

「為什麼長年就醫，病情卻不見好轉？」

每天我都會收到這樣的來信。

我是位精神科醫生，目前同時經營著YouTube頻道「精神科醫師・樺澤紫苑的樺頻道」（精神科医・樺沢紫苑の樺チャンネル，訂閱人數二十七萬人），募集聽眾的問題與煩惱。至今為止，我已收到超過一萬件的諮詢來信，其中最常見的就是這個問題——為什麼我的病總是好不了？該怎麼做才能把病治好？

在我以精神科醫師身分執業的三十年間，診察並治療過數千名的病患。

有人花幾個月就完全康復，但也有人花了好幾年才重回日常生活。這也意味著，世界上同時存在有「能康復的人」與「不能康復的人」，以及「容易康復的人」與

「難以康復的人」。

我一直在思考為什麼會出現這樣的差異，**假如能知道「難以康復者」的特徵，想必就能更快、更輕鬆地治癒疾病。**

雖然我現居東京，但從札幌醫科大學畢業後，直到二〇〇四年為止我都在北海道醫院的精神科值勤，之後更輾轉於大都市、郊區、鄉下，以及以農業或漁業維生的城鎮等各地區醫院，見過為各種症狀所困擾的患者們。

此外，我在往來大學醫院與地區醫院的同時，更從事腦科學研究超過十年。有了研究成果後，自二〇〇四年起我便遠赴芝加哥伊利諾大學留學三年，期間也不斷從事研究。

回國後，我懷著「減少日本人自殺與憂鬱症患者」的願景，主要透過書籍與網路發聲，致力於「預防精神疾病」。

從精神科診療、腦科學研究、資訊傳遞等經驗和過程中，我終於找到了「為什麼治不好疾病」、「如何才能治癒無法康復的疾病」等這些問題的明確「答案」。

本書的目的，就是為了把「答案」告訴大家。

這是一本基於我身為精神科醫師的經驗寫成的書，但這裡談到的「治癒疾病」並不僅限於精神疾病，無論是內科還是其他所有身體病症都適用。

不管是難以從精神疾病或身體疾病中康復的人，還是照顧病患的家屬，都能從這本書中獲得「治癒疾病」的啟發。

而醫師、護士與醫療從業人員，也能透過本書知曉患者的心理，理解他們為什麼會做出一些像是四處求醫、拒絕服藥或住院等明顯對自己不利的行為。

我也很推薦容易被悲傷、不安、恐懼、憤怒等情緒支配的人，一定要讀讀本書，您就能明確了解為什麼人會湧現負面情緒，以及該如何應對，進而脫離負面情緒的掌控，過上沒有壓力的生活。

除此之外，即使是此刻沒有生病的人，這本書也能幫助您認識「難以康復者」的特徵。從而迴避這些特點，預防生病，過著健康長壽的人生。

實踐本書的內容，有助於控制負面情緒。為了讓所有人都能快樂、開朗、健康地生活，我們都必須了解如何控制情感。

隨著二〇二〇年起蔓延全球的新冠疫情，世界各地的人們都生活在永無止盡的不安、恐懼與壓力之下。

網路上湧現許多謾罵、誹謗中傷等負面言論。有不少人是透過這樣的方式宣洩壓力，但其實從腦科學的角度來看，用「謾罵」來宣洩壓力是完全錯誤的作法。「謾罵」實質上只會徒增壓力。世界上有許多人就像這樣，以錯誤的「情感控制」放大負面情緒，徒勞增加自己的壓力。可以說，**其實是人類自己製造了「生病的原因」與「無法康復的原因」**。

本書是二〇一六年出版的《不努力就能康復》（頑張らなければ、病気は治る，暫譯）一書，經大幅加筆、刪修勘誤後重新出版。

我認為本書的主題——只要學會控制負面情緒就能輕鬆生活，是現在許多人都需要了解的技巧，而且熟悉後一定能對各位有所幫助，於是我決定添加最新資訊，重新規劃書名後，再次把這本書帶給各位。

本書是以精神科醫師庫伯勒・羅斯（Elisabeth Kübler-Ross）的「悲傷五階段」（The Five Stages of Grief）為基礎，並加入最新的腦科學研究予以佐證，同時融入我個人遇到的大量真實案例，藉此告訴各位該如何「克服疾病」、「克服痛苦」，以及「克服悲傷」。

從平時開始實踐本書介紹的「情感控制術」，有助於大幅減輕壓力，如此一來，人不但不會生病，還能遠離壓力、預防疾病。

希望有更多人能閱讀本書，也希望本書能幫助治療和預防疾病，常保身心健康。

樺澤紫苑

二〇二一年三月

第2章 消除「不安」，就能治癒疾病

第3章

無節制的「抱怨」，對病情毫無助益

第4章

「接受」不美好的自己，就是邁向康復的一步

第5章

學會「表達」自我，脫離情緒本能的泥淖

第6章

有家人的「陪伴」，就能治癒疾病

第7章 心懷「感謝」，就能治癒疾病

第 1 章

無法痊癒的病，
都有一個誤區

最認真治病的人，最難康復

不間斷奮鬥，難走到最後一刻

我每天都會收到許多人寄來的諮詢信或訊息，數量已累積超過一萬多筆。當中最常見的問題是「久病不癒」的煩惱，其中也有人會寫上千字長文，詳細記錄自己的病史。

這些「無法康復」的人們寄來的大量信件與訊息中，充滿了「拚命感」。**他們無論如何就是想把病治好，總之就是為了康復而努力不懈。**

我想這些人恐怕每天都為病情苦惱，成天想著生病的事，就連讓心靈喘口氣的空檔都沒有。

我希望，他們能夠稍微放下肩膀上的重擔。太努力想把病治好的人，往往反而愈難康復。

明明拚命想把病治好，卻總是沒什麼進展。這個痛苦的事實，會讓自己產生壓力。

與疾病對抗、鬥爭時，壓力會放大好幾倍，而這正是疾病難以康復的最大原因。

想要醫治難以康復的病，其實很簡單。那就是不要與疾病對抗，僅此而已。這是我身為精神科醫生，執業三十年來所得出的結論。

難以康復者的共通點

就醫多年卻難以康復、遲遲看不到好轉的跡象……像這類的來信內容，往往都有一個明顯的傾向，那就是他們總對主治醫生、醫療院所、家人親友和社會懷有許多的抱怨。信件內容不僅都很負面，甚至連一行正面積極的句子都沒有，字裡行間充斥著強烈的「不安」。

也有人是因為就醫多年，病情卻始終不見好轉，自覺再這樣持續下去不是辦法，於是寫信來向我尋求「第二意見」(Second Opinion)。

根據這些超過一萬多條的信件與訊息，我整理出下頁這張淺顯易懂的表格，大家可以看看我實際診察過的「難以康復者」，以及接受我的治療後的「康復者」，兩者之間究竟存在怎麼樣的差異吧。

各位不妨試著與自身現下的狀況相比對，看看有幾項符合。

不過，就算您符合「難以康復者」的特徵，也不用過於悲觀。實際上在已經康復的人當中，也有不少人起初符合難以康復者的特徵。然而，無論是誰，都有機會從「難以康復者」成為「可康復者」。**即使是具備難以康復特質的人，也是能「轉變」成為可康復的人。**

箇中的轉變關鍵，就在於不要對抗疾病，並且**循序漸進地經歷否認、接受、感謝這三個階段**。換句話說，就是在轉變的過程中學會控制自己的情感；如果能控制情感，人就能「痊癒」。

「能康復者」與「難以康復者」的差異

難以康復者	能康復者
與疾病鬥爭、對抗	接受疾病
言語中多是抱怨	言語中多是感謝
多是負面的話	多是積極的話
總是愁眉苦臉	總是笑臉迎人
容易擔心不安	不會糾結在小事上
容易生氣、煩躁	態度從容
努力想屏除造成壓力的原因	對於壓力大而化之
不會找人談論煩惱	能輕鬆和人談論煩惱
忍耐「痛苦」	表現「痛苦」
指責他人	原諒他人
自責	認同自己
困在過去	活在當下
關注症狀沒有改善的部分	注意症狀改善的部分
不相信醫生	相信醫生
經常換不同的醫院	持續只跑同一間醫院
總想自己一個人面對	有能給予支持的家人和朋友陪伴

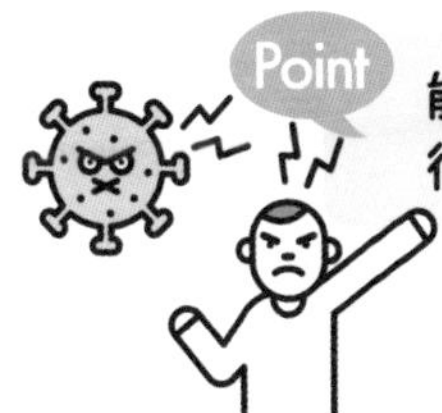

能康復者與難以康復者，
行為與思考有許多鮮明的對比

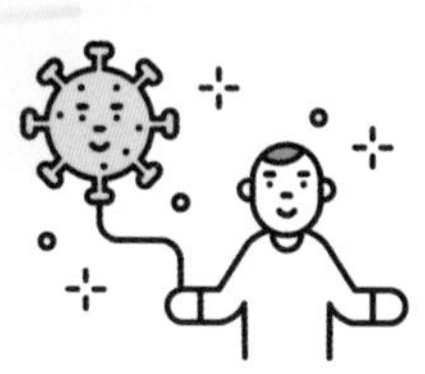

當疾病無法痊癒時，患者會傾向怪罪於醫生、醫院、藥物或是其他任何事物。但除非真的面臨很糟糕的狀況，否則就沒有必要更換醫生或藥物。

只要實踐本書介紹的方法，**學會如何轉換心情、控制情感，就能醫治至今難以治好的疾病。**

雖然說是「醫治」，不如說在不知不覺間，你已經「逐漸康復」了。

疾病不是敵人，而是身體的求救語言

化身拚命三郎的潛在危機

雖然我前面說道「不要與疾病對抗，病就會好」，但各位可能還是難以想像。以下我就來介紹「五個不對抗」，告訴大家具體該怎麼做。

實踐「五個不對抗」是醫治疾病的方法，也是我所提倡的百病不生的生活方式。

1 不與「疾病」對抗

「鬥病」其實不是個好字眼。

明明拚命努力在治療，但有時愈是努力，可病情卻反而更加惡化。問題就出在對抗疾病這件事上。

愈是對抗就愈有壓力，而壓力會降低免疫力和自癒力，致使病情惡化。當人處在戰鬥狀態時，身體會分泌出被稱作壓力荷爾蒙的腎上腺素與皮質醇，這些激素會對人體造成各種不良的影響。

那麼，我們應該怎麼做呢？

我們要做的是肯定並接受生病的自己，而不是與疾病對抗。

因為疾病不是你的「敵人」。

有許多患者會把疾病視為「敵人」。但疾病真的是「敵人」，真的有那麼「罪大惡極」嗎？

讓我們試著以「憂鬱症」來思考。

A總是因工作忙得焦頭爛額，他每天晚上都加班超過十一點，搭末班車回家，而週末時他也在工作，完全沒有時間休息。這樣的情況持續了一年以上，每天他都只能睡四個小時左右。

最近他時常感到身體疲憊、容易疲勞，而後他發現自己怎麼也無法消除疲憊感，心情也十分低落，最後甚至連公司也去不了。於是他來到醫院，結果被診斷罹患了「憂鬱症」。

A很困惑「為什麼自己會得到憂鬱症」，並開始埋怨這個疾病。

但請各位試想一下，如果A沒有得憂鬱症，他會怎麼樣呢？

罹患憂鬱症，與壓力、睡眠不足、生活作息紊亂等因素有很大的關聯。當壓力超過一定程度，人會喪失所有的「動力」，連出門都有困難。如果再這樣工作下去，A很可能會搞壞身體，也可能會因心肌梗塞或腦中風而「過勞死」，還有可能被診斷出罹患「癌症」，壽命只剩半年。

A其實是**多虧憂鬱症，才能躲過過勞死**，不是嗎？

憂鬱症其實是一個「緊急停止裝置」，它會在身體發現「再這樣勉強下去，肯定會搞壞身體，甚至造成猝死」時啟動。可以說，憂鬱症其實是為了保住你的性命才出現的疾病。

憂鬱症以外的身體疾病，同樣也有「黃色警示」的意義。換句話說，疾病如同一種「警訊」，告訴你如果再繼續過度操勞，身體可能會出大事，是時候該讓身體休息一下了。

疾病其實是守護我們身體最後一道防線的「保護裝置」，它非但不是「敵人」，還是我們的「夥伴」。

2 不與「醫生」對抗

不少患者會十分抗拒醫生，我為此感到遺憾。

有些人之所以對醫師心生牴觸，是覺得：「我無法相信這個醫生，他不了解我。」而獨斷轉往另一間醫院。也有許多患者則是拚命「尋求名醫」，他們持續往來同一間醫院，卻依然無法擺脫對醫生的不信任感，總是想找到「更好的醫生」。

可是換另一間新的醫院後，所有的檢查與診察都得重頭再跑一遍程序，這麼做只會拖延治療的時間。**而且醫生理應是患者最有力的夥伴，如果患者總是在挑剔醫生的毛病，無論再怎麼厲害的名醫，到頭來他們也還是無法給予完全的信任，治療也就難以見效。**

想康復，最終還是得靠「患者自己」。

醫生就像是登山時的嚮導，他們能夠為想攻頂的患者指引一條更輕鬆又安全的道路，但他們不會背著患者前往目的地。有人覺得疾病能否治好完全是取決於醫生的技藝，但醫生其實只能為患者指路罷了。

順帶一提，現在的醫療現場，無論哪一科都有既定的「診斷基準」與「治療指南」，每間醫院或醫生的診斷與治療方式應該很少會有截然不同的狀況。

那麼，為什麼會有這麼多患者不願意相信醫生，而不停地換醫院求診呢？這個行為，其實和我們人類與生俱來的「否認」心理機制有關。理解「否認」的心理，就知道該如何與醫生建立信賴關係。

關於建立信賴的方法，我會在下一章說明。

3 不與「自己」對抗

有許多生病的人，會與自己對抗。

「要是早點去醫院，也許還只是小病而已。」

「都怪我這樣勉強工作，才會弄出病來。」

「是因為我這樣的性格，才會生這種病吧。」

人們會像這樣譴責自己。

「自責」會產生非常巨大的壓力。「生病」這件事本身就已經很有壓力了，結果你又因為「與自己對抗」，導致壓力倍增。不斷地自責，只會讓病情持續惡化且難以好轉。

人若不斷地責怪自己，不僅會陷入「憂鬱狀態」，同時也會阻礙疾病的治療。事實上，人在罹患身體疾病時，罹患憂鬱症的風險會躍升兩到三倍。

可是，生病其實並不是你的責任。

過度工作、睡眠不足、不規律的飲食與生活習慣，這些都是導致生病的原因。然而上述所列舉的項目全都只是你的「行為」，並不代表你的「人格」或是「人性」出了問題。

換句話說，需要導正的是你的行為。你只需要矯正不良的生活習慣或是勉強自己的行為，改成健康有規律的生活習慣就可以了。

耗費心力與精神在自責上，或是對自己造成精神上的痛苦，全都是無濟於事的行為，而且還只會使病情更加惡化。

你應該要做的不是「責怪」，而是「原諒」自己。

請原諒自己，並停止與自己對抗。這麼一來，心情會變得十分輕鬆，病情也能獲得大幅改善。

4 不與「藥物」對抗

有不少患者都對藥物有負面印象。

我也曾收到許多諮詢，諸如「這個藥真的有效嗎」、「很擔心藥有沒有什麼副作用」、「吃藥不會產生成癮性嗎」、「能不能不吃藥就會痊癒」等等。

就某個層面而言，這些擔心是正確的。藥物並非百分百有效，也無法保證吃了就一定能康復。此外，藥物畢竟還會伴隨副作用，如果不吃藥就能痊癒，那可真是再好不過了。

然而，有時病情還是會惡化到「不吃藥就好不了」的狀態。

關於藥物，醫生與藥劑師之間也評價兩極，可是能夠確定的是，**患者在吃藥時若認為藥物「有效」，它就更容易產生效果；相反地，患者若認為「吃了也不會有效」，那個藥物就會真的無效。**

假如治療者在給藥時對患者強調「這個藥物很有效」，同時給予毫無任何藥物成分的「偽藥」（安慰劑），可是當患者服用後，症狀卻不可思議地獲得緩解，發揮改善的效果。

這種現象就稱為「安慰劑效應」，實際上安慰劑所帶來的效用也不容忽視。

某項調查安慰劑效應的實驗顯示「安慰劑控制疼痛的效果，可達到阿斯匹靈與可待因等常用止痛藥的百分之五十五～六十」。可待因是給癌末患者服用的強烈止痛藥，而安慰劑的止痛效果居然高達該藥物的一半以上。

舉例來說，某抗憂鬱藥物的改善率為百分之六十，其中安慰劑群的改善率占百分之四十。也就是說，只是在認為藥物「有效」的情況下，吃下無任何藥物成分的偽藥，就有四成的人認為「有效」，而且實際上症狀也獲得了改善。

相反地，如果患者吃藥時認為「沒效」，就不會出現安慰劑效應。換句話說，扣掉安慰劑效應後，單看純粹的藥效，這款抗憂鬱藥就只對兩成的人有效。

安慰劑效應不只出現在主觀症狀上，在客觀症狀方面也同樣能見效。在給患者服用安慰劑時，只要說明「這是退燒藥」，患者服用後體溫就能下降；若是說「這個藥可以降血壓」，服用後血壓也果真降了下來；或者告訴患者「吃這個藥就能降低血糖」，實際上給病患服用的卻是安慰劑，但患者也會在服用後確實發現體內血糖值下降。

在以前的研究裡，安慰劑效應被視為是「心理暗示」，也就是當事人「深信不疑」所產生的效果。但是最近的研究顯示，當發生安慰劑效應時，身體會分泌催產素、內源性類鴉片、內源性大麻素、多巴胺、抗利尿激素等激素。其中內源性類鴉片、內源性大麻素具有很高的止痛效果，因此的確能緩解「疼痛」與「痛苦」。

想著「吃了就能好」的「安心」與「期待」，能促進身體分泌治癒、緩解疾病的荷爾蒙和物質，且實際上還能提高免疫力與自癒力。

此外，還有與安慰劑效應相反的**反安慰劑效應**。這是指患者極度不相信藥物，致使副作用出現的機率增加，或者患者對醫生懷有強烈的不信任感，導致藥物效果降低的情形。

根據英國倫敦帝國學院以抗高血脂藥物「HMG-CoA還原酶抑制劑」進行的實驗報告，發現有九成的副作用與藥物成分無關。換言之，是反安慰劑效應誘發了副作用發生。還有其他的研究報告指出，反安慰劑效應會降低百分之二十的藥效。

所以吃同一種藥時，我們應該要想著：「一定會有效！」

為此，患者必須要與醫生建立「信賴關係」，並掌握藥物正確的「資訊」。

5 不執著於「完全恢復」

「我因為憂鬱症的緣故，往來醫院已經長達五年，但還是治不好，醫生能不能再幫我看看？」

有患者會帶著這樣的問題向我求診，尋求「第二意見」。他們總會抱怨目前的治療方法和主治醫師，可是對於這樣的患者，我的診斷大多都是該醫師的治療與用藥沒有問題，而且患者「已經康復」了。

不過更正確地說，是已經恢復了九成以上。可是患者卻堅持「想要完全康復」，或是「想要百分百完全治好」。

而當我進一步詢問：「您覺得完全治好是什麼狀態？」患者往往會不假思索地回答：「要恢復到沒有生病之前的狀態。」

說到「治療疾病」，人們通常會認為痊癒的結果理應是「恢復到沒有生病之前的生活」。然而，就算接受了最好的治療，也幾乎很難回到原本百分百的狀態。

舉例來說，有名運動選手曾是美國職業棒球的大聯盟投手，表現十分活躍。可是某一天他的手肘受傷了，即使是由世界頂尖的名醫替他動手術，但這名運動員的成績恐怕也很難再回到以前的水準。

精神疾病也是一個道理。

我所認為的「治好」，定義如下。

痛苦、疼痛與不安，都變得比以前少或消失，心情更輕鬆，症狀也有好轉，這些就是「治好」的表現。就算是癌症末期，只要痛苦有所減輕，生活變得更輕鬆的話，就能算是處於「治好」或「正在康復」的階段。

根據我上述的定義來看，那麼所有的疾病都能「治好」。

讓我們試著以疾病帶來的痛苦進行自我評估。假設沒有痛苦的狀態為一百分，患者原本是「十分」，花了三個月後進步到了「三十分」。

這時，患者會想：「我明明花了三個月治療，為什麼怎麼也治不好！」拿三十分與一百分相比，當然會覺得遠遠不足。

另一方面，當患者的自我評估從十分變成三十分時，我則會鼓勵患者：「好厲害！好很多了呢！」因為與當初相比，能夠達到如此進展已算是「治好了」不少。如果當事人能打從心底地開心想著「花三個月就有這麼大的進步」，便能減少對疾病的不安，並對自己產生信心。這麼一來，也會更有動力改善生活習慣，體內自癒力亦隨之提升，病情也能進一步有所好轉。從三十分到四十分，然後再到五十分，狀況就這樣持續獲得改善。

可是相反地，如果當事人一心煩惱著「病怎麼都治不好」時，只會增強不安與恐懼，而這些情緒會變成壓力，降低自癒力，結果便是陷入永遠都無法改善的惡性循環當中。

把治療的目標設定為「完全治癒」，也就是一百分的狀態，那麼就算已經恢復到九十分，與一百分相比依然會產生「完全治不好」、「到底什麼時候才能治好」等不滿的想法。而「不滿」會變成「不安」，緊接著又會轉變成「壓力」，這樣下去無論多久都無法痊癒。

我們應該把目標定為「比現在更好」，而不是「完全治癒」。這麼一來，病情便能持續獲得改善。

不屈不撓的鬥志，終將推往重病的深淵

執著奮戰，伴隨的壓力最大

對抗疾病不但無法康復，還會導使病情進一步惡化。

為什麼對抗疾病反而會造成反效果？這究竟是怎麼一回事呢？以下我會一邊介紹科學研究顯示的數據，一邊說明。

當人處於「戰鬥」的狀態時，人體的腎上腺會在短時間內從腎上腺髓質分泌「腎上腺素」；而從長期來看，腎上腺也會從皮質分泌「皮質醇」，這兩種激素又稱為壓力荷爾蒙。

腎上腺素是一種可在短時間內「應對壓力」、「抵禦壓力」的荷爾蒙。它會引發心跳加快、血壓上升、呼吸次數增多、流向骨骼肌的血液增加、出汗等生理反應，提升人體代謝功能，幫助人處於「備戰」狀態。

然而，這種戰鬥狀態若長時間持續，或者在一天之內反覆多次，會導致身體機能過度操勞。疲憊的身體為了提升心跳與血壓，只能收縮血管，造成血液循環不順，養分無法充分輸送到全身的細胞。

不僅如此，腎上腺素還會促進血小板的作用，使血液變得容易凝固，這個現象也意味著血液將會呈現濃稠的狀態。換句話說，如果腎上腺素每天分泌數次，會加速血管老化，提高心肌梗塞與腦中風等心血管疾病的風險。

當人產生「不安」、「恐懼」、「鬥爭」、「憤怒」、「興奮」等情緒時，身體就會分泌腎上腺素。

總而言之，「戰鬥」不是一件好事。當人持續以對抗的意識與疾病共處，身體就會不斷分泌腎上腺素，進而對心血管等生理系統造成種種危害。

愈是對抗，病情就愈嚴重。

二十四小時全神備戰，病才好不了

以前日本電視廣告有一則「你能二十四小時連續戰鬥嗎？」的保健飲料廣告詞，但如果真那樣戰鬥，肯定遲早會生出病來。

我們的身體，白天時是處於交感神經亢奮的狀態，到了夜晚，則會切換成副交感神經居於優位。交感神經又稱為「白天神經」，它會使心跳加快、提高呼吸次數與體溫，讓我們能夠精力充沛地從事各種活動。可是若人體持續處於交感神經亢奮的狀態裡，身體會因為無暇復原而逐漸變得疲憊不堪。因此我們必須要恢復身體、修復細胞、提升免疫力，而這些工作則是由副交感神經負責。

興奮、活動的神經是交感神經；休息、恢復的神經則為副交感神經。

我們常會看到高速公路在夜間封閉一邊的車道，以便進行道路施工的工程。白天高速公路承載著巨大的車流量，到了夜晚就需要修補、修理受損的路面。其實，我們的體內每天也會發生一樣的程序，而負責「夜間修復」工作的機制，就是副交感神經。

「戰鬥」導致病情惡化的科學依據

	腎上腺素	皮質醇	（夜間） 交感神經亢奮
什麼時候出現？	在「戰鬥」狀態的瞬間分泌。 也會隨著不安、恐懼、鬥爭、憤怒、興奮等情緒分泌。	每天都處於備戰狀態時就會分泌。 除了不安、恐懼之外，也會隨著「悲傷」分泌。	夜間無法放鬆時會發生（例如睡前感到不安、擔心）。
引發的身體變化	・血壓、心跳上升 ・呼吸加快、出汗 ・血液變得黏稠 ・促成動脈硬化、心血管老化	・強烈抗發炎作用 ・免疫力低落 ・血壓、血糖上升 ・大腦海馬迴萎縮（記憶力衰退）	・睡眠障礙（失眠） ・無法恢復身體、修復細胞與臟器，免疫力明顯下滑
增加的疾病風險※	罹患腦中風、心肌梗塞的風險比一般高出2～4倍。 提高心律不整、心絞痛的風險。	提高罹患糖尿病、肥胖、高血壓、癌症、感染性疾病、骨質疏鬆症等疾病的風險。 與憂鬱症及其他精神疾病也有很大的關聯。	【失眠的疾病風險】 罹患各類疾病的風險增加： 癌症為6倍、腦中風4倍、心筋梗塞3倍、高血壓2倍、糖尿病則為3倍。

※此處的疾病風險倍數，引用自具代表性的論文。
由於參考多項研究，數值為一個範圍。

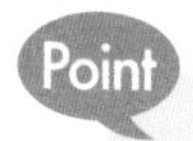

愈是對抗，病情就愈「嚴重」

維持健康的祕訣，就是在夜間使交感神經鎮靜下來，並讓副交感神經發揮作用。如果做不到這點，就無法治癒疾病。

睡前應避免的壞習慣

相信無論是誰，都有白天發生了討厭的事，結果「夜晚輾轉難眠」的經驗吧。不安、恐懼、憤怒的情緒會促成腎上腺素分泌，促使交感神經呈現亢奮的狀態。

睡前想著生病的事，腦中閃現的不安與擔心，會使人體陷入交感神經亢奮的「戰鬥狀態」，導致副交感神經無法發揮作用。

腎上腺素是觸發戰鬥狀態的荷爾蒙，會使大腦保持清醒，也可以說是大腦會處於興奮的狀態。在這種狀態下，根本不可能一夜好眠。

睡前滿腦想著不安的事情，正是導致失眠的原因。而失眠是萬病的根源，持續失眠就無異於壽命的縮短。

失眠會導致罹患各類疾病的風險倍增，罹患癌症的風險會提升為六倍，腦中風為四倍、心筋梗塞為三倍、高血壓為兩倍，而糖尿病則會是三倍。

如果身體在夜晚依然保持備戰的狀態，便有可能罹患各種疾病；生病的人則是會使得病情加重。

深沉的睡眠，能夠幫助身體消除疲勞，修復細胞與臟器，並且提升免疫力，而這些恢復效果對人體來說非常重要。因此，請不要在睡前想著會令你不安的事。

每天多一點努力，身體修復力就減少一點

我們的身體能夠承受短時間內突發的巨大壓力，假若將壓力源換成長時間無間斷的小壓力，又會如何？實際上，即使壓力很小，我們的身體終究會難以承受。長期且不間斷的壓力，一步步會侵蝕身心。

每天都過於努力投入任何活動的人，會累積持續性的小壓力。日常壓力長期積累下來，會促使腎上腺皮質分泌名為「皮質醇」的荷爾蒙，這種荷爾蒙會敏感地對壓力做出反應，並增加分泌量，因此又稱為「壓力荷爾蒙」。

即使是健康的人，也會分泌皮質醇。皮質醇的分泌量會在人清醒後的三十至四十五分鐘間達到最高峰，隨後便會隨著時間分泌遞減，在午夜時降至最低。

皮質醇具有提高血糖、產生能量、血壓升高、對抗精神與肉體上的壓力，以及抑制發炎與過敏等功能，它負責活化我們身體，掌管維持生命的必要活動。皮質醇就像是身體的「清醒藥」，讓我們能在白天保持精神奕奕。這種會在白天分泌的荷爾蒙，簡單來說就像是「早晨的咖啡」。

然而，持續性的慢性壓力，會導致皮質醇分泌過剩，不僅白天的分泌量增加，即使進入夜晚，血液中的皮質醇濃度也依然居高不下。

身體就連在理應修復的晚上都持續分泌著「清醒藥」，這可是件不得了的事。血糖和血壓在夜間上升，身體就無法獲得充足的休息，而且皮質醇的免疫抑制作用還會降低免疫力。

這就好比在晚上喝咖啡一樣。人體在夜間依然保持高濃度的皮質醇，可能會導致罹患高血壓、糖尿病、感染性疾病等疾患，也是生病的人病情一直無法獲得改善的原因。此外，持續維持在高水準的皮質醇，還會引發大腦的海馬迴萎縮，造成記憶力衰退；而在罹患憂鬱症等精神疾病的患者身上，也有發現夜間皮質醇數值過高的情形，因此過剩的皮質醇也可能是促成精神疾病的原因。

每天過度努力並長期處於壓力下，會致使人生病；而壓力還會降低免疫力與自癒能力，導致病情更加惡化且難以康復。

那麼，該怎麼做才能「不要努力」、「放棄對抗」？又該如何控制不安、恐懼、憤怒等會促使壓力荷爾蒙分泌的情緒？我將從下一章開始詳細說明。

第1章的總結

- 不要為了治病而太過努力。不要對抗疾病。
- 不要把疾病視為「敵人」，而是「夥伴」。
- 先試著相信主治醫生。
- 服用藥時，要相信藥物「有效」。
- 轉換想法，將目標從「完全治好」調整成「比現在更好」。
- 停止整天都在想生病這件事。
- 睡前不要想生病，或是任何讓你不安的事情。

第2章

EMOTION

消除「不安」，就能治癒疾病

CONTROL

無法消解的「不安」，是因為不願接受生病的事實

起初，每個人都以為疾病很遙遠

有部電影名叫《藥命俱樂部》（*Dallas Buyers Club*），而在電影的開頭，有這麼一個橋段。

主角羅恩・伍德羅夫，是一名電氣機械工，他沉溺於濫交、毒品、鬥毆，過著耽溺於享樂與墮落的生活。

某天，羅恩忽然昏倒，而被抬上了救護車。

在醫院裡，羅恩醒來後，醫生便向他解釋：「我們驗出了HIV陽性反應，這代表

你感染了愛滋病毒。」

突然被告知罹患愛滋病的羅恩，一臉震驚地回道：「你在跟我開玩笑吧？」

他滿臉淨是藏不住的驚恐與疑惑，而後他的情緒開始轉為憤怒。

羅恩認為愛滋病是同性戀者才會得的病，於是他氣急敗壞地怒嗆：「吵死了，你這是在小看我嗎？你覺得我是同性戀？你認為我跟那個洛克・哈德森一樣是個同性戀？說我是同性戀這完全是在跟我開玩笑吧！我才不是什麼同性戀！」

雖然醫生用檢查數據向羅恩說明，但他卻不願相信檢查結果，並一直否認：「不對！這是你們的錯，一定是你們把我的血跟誰的血給搞錯了！」

然而，醫生接著繼續說道：「你只剩下三十天的壽命。」

啞口無言的羅恩沉默了一陣後說：「三十天？開玩笑，這實在太扯了。什麼三十天，我告訴你一件事，沒有什麼東西能在三十天把我幹掉！」

說罷，羅恩拋開檢查報告，目中無人地離開了診間。

如果是輕症或是短時間內就能治好的疾病那倒還好，不過，如果是遇上攸關性命或需要長期治療或難治之症，又或是遇到像愛滋病這類帶有強烈社會偏見的疾病時，人們便會產生強烈的抗拒心理。

患者通常無法馬上接受診斷的結果，也會開始否認現實，比如認定「檢查有誤」或是堅持「醫生診斷錯誤」，而患者也很常會透過咆嘯、怒罵的方式，來傳達自己的「憤怒」。

在電影《藥命俱樂部》中，羅恩被告知罹患愛滋時的舉動，就是現實生活中病患被告知罹患重病後非常典型的反應。

無法立刻接受事實，並加以否定的心理就是「否認」。

否認的心理，有哪些特徵？

當人遭逢不合理、不樂見的現實，或者不得不面對令人不安和惶恐的事實時，會產生否定這些狀況的心理，而這種狀態就叫作「否認」。

舉例來說，許多患者在被醫生告知罹患「癌症」時都會說：「我怎麼可能得到癌症。」而遭遇車禍的人，通常第一時間滿腦子都會想著：「這不是真的，我一定是

「否認」常見的反應

在醫院被告知罹患重病時……

* 不相信有這個病
* 心想「這怎麼可能」
* 認為應該「不是我」，可能是和別人的檢查結果搞錯了？
* 不對，這診斷沒錯嗎？
* 想換另一間醫院，再做一次檢查或診斷
* 覺得這個醫生不能信、不想再來這間醫院
* 擔心要不斷回診（甚至住院）接受治療

我怎麼可能生病！我明明就很健康！
是那個醫生搞錯了……

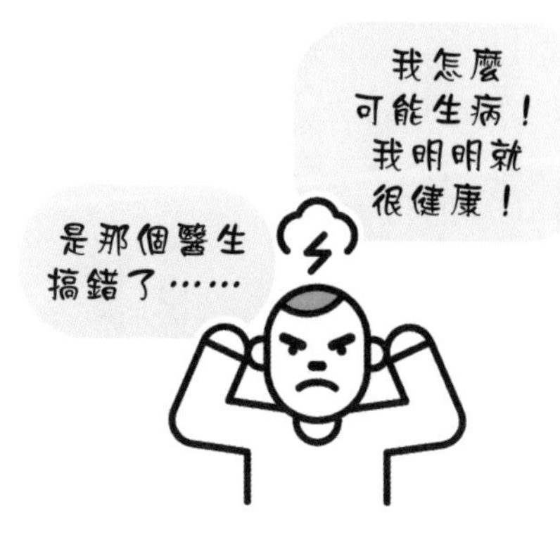

Point
任何人都可能會產生「否認」的想法

在作夢。」聽到交往中的男友提出分手，女方會難以置信地回應：「不可能，這是在跟我開玩笑吧？」或者一早起來發現當成孩子般疼愛的寵物在夜間悄悄離世時，飼主便會懷疑：「雖然牠一動也不動，但應該是睡著了？應該只是睡著了而已吧？」像這些例子都是否認的反應。

不只是生病，當人遭逢嚴重且難以接受的事實時，也會產生否認的心理，例如近親死亡、意外事故、災害、寵物死亡、失戀、工作上遭遇重大的失敗或鉅額的金錢損失等等。

否認是人非常基本的心理防禦機制，亦是人類共通的心理活動。

可是，否認大多時候都是一時之間的反應，隨著時間的流逝，人們便能漸漸接受現實。不過需要的時間長短依然存在個人差異，有的人僅需要幾天，有的人則需要數週，也有的人會需要好幾個月甚至一年以上的時間才能逐漸接受現實。

當人堅決否認自己生病的事實時，治療也就無法順利展開。這是因為當事人認定「自己沒病」時，自然就不會想要主動前往醫院，也不認為自己需要服藥（請參照下一頁）。

得知生病後常見的三種抗拒反應

「否認」反應的具體表現

抗拒病名	**就算告知病名，也不願接受的反應** ●「我才沒得什麼癌症。」 ●「我這麼有精神，怎麼可能生病。」 ●「我沒事。」「我沒什麼好擔心的。」（毫無根據地覺得沒事） ●「我居然……」「為什麼偏偏是我……」 ●「這太荒謬了。」「一定有什麼搞錯了。」 ●「檢測的血液一定是跟別人的搞混了。」
抗拒就醫	**就算醫生建議持續回診，也不願配合** ●「一定是醫生誤診，我才不會去這種醫院。」 ●「我沒病，才不需要去醫院。」 ●「我要到大醫院做更詳細的檢查。」（尋求第二意見） ●「我不想在這間醫院接受治療。」
抗拒服藥	**就算醫生建議服用藥物，也不願服藥** ●「我才不需要吃藥。」 ●「不吃藥也沒關係。」（毫無根據地覺得沒關係） ●「我擔心會有副作用，所以不想吃。」 ●「我聽說藥對身體有毒。」 ●「沒有不吃藥就能好的方法嗎？」 ●「藥就不用了，我想藉由心理諮商治癒。」 **雖然有拿藥，但實際卻沒有服用，或自行減少劑量**

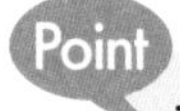

強烈的不安，會讓人產生「抗拒」心理

康復的第一個課題，就是「克服否認心理」。

放開剎車，找回治癒的能力

人類也是動物的一員，而所有的動物，其實與生俱來都具備可自行治癒小小的異狀或輕度症狀的能力。

這種靠自身力量治癒疾病的能力，就叫作「自癒力」。

然而，生活習慣紊亂（例如睡眠不足、缺乏運動、日夜顛倒、飲食不均）、疲勞的積累或心理壓力等因素，都會導致自癒能力下滑。

我們之所以會生病，也可能是導因於自癒力低落。當症狀尚屬輕微時，也許只要靠休息或改變生活習慣就能恢復如初；但若是放任不管，病情就會惡化成重症，甚至演變成單靠自癒力也無法康復的狀態，而這時就得仰賴藥物或手術等醫療手段才能痊癒。不過，當人體自癒力持續低落時，即使有藥物或手術的介入，病情也很難好轉。

想要治好疾病，就要提升自癒力。本書想傳達的治癒疾病的基本方法，就是消除

由疾病引發的不安與恐懼等心理壓力。

患者絕大部分的心理壓力，都是源自「否認」的想法；而基於「否認」所引發的心理壓力，則是導致自癒力下滑的主因。這個概念就像是自癒力踩下了「剎車」，從而無法發揮作用。

一直否認生病的事實，就永遠無法痊癒。

當本人自認「沒有生病」，便不會想改變生活習慣，也不會積極接受治療。想當然耳，這樣根本不可能恢復健康。

相反地，如果你願意放掉「否認」這個自癒力和治療的剎車，病情便能一口氣獲得扭轉般的改善。

先試著停下來，包容自己有想一想的餘裕

身體只有「戰」與「逃」兩個選項

雖說只要接受疾病，身體就能康復，但大部分的人都很難接受，還會拚命否認這個事實。

之所以會有這樣的行為，簡單來說，就是因為人感到了「不安」。

突然被告知「你得了憂鬱症」或「你罹患了癌症」時，患者都會感到十分震驚，隨後腦中便開始浮現出「這個病不是不治之症嗎？」「我會因為這個病而無法工作嗎？」「我該不會死吧？」等猜疑，面對至今為止前所未有的體驗，心中滿是強烈的不安與恐懼。

當人類面臨強烈的不安與恐懼時，位於大腦邊緣系統的「杏仁核」會變得很亢奮，並開始分泌一種名為「正腎上腺素」的神經傳遞物，這種化學物質又叫作「戰或逃的物質」。

在面臨伴隨「恐懼感」的場合時，正腎上腺素會迫使我們做出「迎戰或逃跑」的選擇。為了做出正確判斷，我們會瞬間提高專注力，大腦機能也會提升，神經亦變得更加敏銳，以便做出決斷。如果判斷認為該戰鬥時就迎戰，判斷該逃跑時就迅速逃離，人就是仰賴這個判斷機制來迴避生命危險。

因此在面對被告知罹患重病這類攸關生命的緊急狀況時，人才會覺得只能選擇「迎戰」或「逃跑」。而這也就是為什麼患者會想「逃離」醫生和醫院，到另一間醫院就診；又或者想「迎戰」，於是便帶著不可遏止的怒意向醫生表達抗議或惡言相向。

正腎上腺素以及第一章介紹的壓力荷爾蒙——腎上腺素，這兩種物質不僅名字相像，作用也非常類似。它們都是「戰或逃的物質」，會在人面臨緊急情況時分泌。正腎上腺素主要影響大腦和神經系統，腎上腺素則是作用於大腦以外的心臟、肌肉等各類臟器。

我們可以理解成當人在遇到猛獸時，人體會分泌作用於大腦的正腎上腺素，可提高專注力，以便人能做出「戰鬥或逃跑」的抉擇。腎上腺素則是作用於肌肉與心臟，可提升肌肉的肌力，並加快心臟搏動讓血液迅速流向肌肉，使人體呈現準備「全力迎戰」或者「全速逃跑」的狀態。

正腎上腺素和腎上腺素都會隨著不安與恐懼的情緒分泌，但「憤怒」或「興奮」這類激動的情緒，尤其會促使大腦分泌更多的正腎上腺素。

「情緒」怎麼會失控？

當感到不安或恐懼時，人會想要逃跑，而這是生物的本能。

對此應該有人會認為：「不對，不會有這種事。人類擁有理性，能藉由過去的知識與經驗判斷，思考出正確的行動。能做出這樣合理又理性的判斷，正是我們與其他動物間最大的不同。」那麼，人又為什麼會情緒失控呢？

人能做出理性判斷，靠的是大腦皮質前額葉控制的認知系統，本書將這個系統簡稱為「思考控制」。

前面提到，人在面臨伴隨恐懼與不安的緊急狀況時，會反射性地啟動情感系統，這裡我們則稱為「情緒反射」。情緒反射是由杏仁核所控制，而杏仁核是位於人腦最早演化出來的大腦邊緣系統中，這個原始系統的運作就如同條件反射，並不受意識與理智的控制。順帶一提，即使是在魚類和爬蟲類等動物的體內，也都有發現杏仁核。

在日常活動中，我們的大腦是由負責理性、邏輯思考的「思考控制」掌握主導權。但當面對攸關性命的緊急狀況時，我們並沒有時間能慢慢思考「該如何處理這個局面」。

一旦情況危急，在我們開始思考或做出理性判斷之前，情緒反射就會先一步瞬間支配我們的身心。

隨後當我們逃到安全的地方，不必準備迎戰時，前額葉的「思考控制」又會馬上奪回控制權，杏仁核會平靜下來，「不安」的情緒也隨之消逝。

司掌理性、邏輯思考的「前額葉」，就像是控制暴走馬匹的韁繩，然而強烈的不安會讓韁繩脫手，於是感情、情緒中樞的「杏仁核」便成了一匹失控暴走的馬，而這也就是人之所以情緒失控的原因。

許多患者會認為「這個醫生不可信，我要去別家醫院」、「這個醫生診斷錯誤」等想法是出自於「自己的思考」，但其實這些想法是在「舊大腦」的杏仁核支配下，情緒失控的反應。

如果我們跟隨失控的情緒採取不理性的行動，之後便會開始後悔當初為什麼沒有冷靜行事。

像這樣的情況，不只會出現在疾病的診療上，只要人感到不安與恐懼時，都會本能地想要逃跑，這是所有人類共通的反應。當你理解這件事後，之後面臨類似處境時，如果再浮現「想迴避」、「好想逃跑」的想法時，你便能知道應該要「停下來」思考，而不是隨著情緒起舞。

思考控制與情緒反射

前額葉	杏仁核
大腦新皮質（新大腦）	大腦邊緣系統（舊大腦）
思考控制（理性的控制）	情緒反射
意識的中樞	感情、情緒的中樞
司掌思考、理性	產生不安、恐懼
仔細思考、斟酌	在一瞬間察覺危險

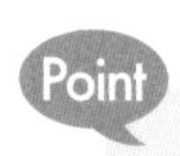

讓前額葉來主導杏仁核

好好建立「信賴關係」，正是治療的開始

構築安心的三件事

消除不安，是克服否認並抵達「安心」的捷徑，為此我們會需要三件事來消除不安，那就是「信賴」、「時間」以及「資訊」。

接下來，我會對這三件事分別進行說明。

要消除不安，首先需要的是「信賴」。

我常聽到患者說「遇不到能信賴的醫生」。但我覺得這是理所當然的事，這絕對不是醫生或患者哪一邊的錯。

忽然被第一次見面、素不相識的醫生告知「你得了憂鬱症」、「你得了癌症」或「你得了難治之症」，相信任何人應該都很難立即接受。大部分的人通常都會對診斷結果感到非常惶恐不安，想要立刻逃離現場，或想去別家醫院再做一次檢查，這是很常見的心理反應。

可是，就算去到別間醫院，你遇到的一樣也還是第一次見面、沒有建立起信賴關係的醫生，因此同樣的事只會反覆發生。這麼一來，病情不僅會因為無法即時展開治療而逐漸惡化，一開始只是輕症的疾病，也可能會隨著時間而演變成難以治癒的重症。

消除不安的重點，應該是與醫生「建立信賴關係」，而不是「逃去別間醫院」。

請試想，如果告知「你可能罹患了癌症」的醫師，是一名你已經與他往來超過十年的家庭醫生時，你又會怎麼想呢？

你是會覺得「這怎麼可能」，還是會覺得「如果是這位醫生說的話，那說不定就有可能」呢？

我想應該是後者吧。

當你與醫生之間有足夠的「信賴關係」時，就不會產生「否認」的想法。換句話說，適當地建立的信賴關係，便能幫助你從否認的想法中跳脫出來。

醫生與患者，是治療的同盟

不過說到醫生和患者之間應該建立信賴關係，有的讀者可能會認為「那是醫生的工作吧」。

但很遺憾地，要真這麼想就無法治癒疾病。

醫生與患者間的信賴關係，必須靠雙方一起建立，如果患者不願敞開心房，無論醫生再怎麼努力，也沒有辦法建立起信賴關係。

醫生的努力固然重要，但患者也必須要具備「願意配合治療」、「一起治癒疾病」的態度。

即使醫生開了藥，但患者「不吃」，藥物就無法發揮效果。假如是被公司勸說才心不甘情不願地就醫，又或者事不關己地認為「治癒疾病是醫生分內的事」等消極的態度，都會讓病情的康復難上加難。

想治癒疾病，還須醫生和患者共同努力，兩者應以「治癒疾病」為目標並肩作戰。這時，醫生與患者之間的「信賴關係」便是建立「治療同盟」的黏合劑。

那麼，又該如何加深信賴關係呢？這點我將在下一章節說明。

生命中的許多事都會需要「時間」

信任的建立仰賴「時間」

治療疾病必須要由醫生和患者共同合作，雙方必須建立治療同盟的關係，才能治好疾病。

可是，就算有醫生和患者這層關係，建立同盟也不是一蹴可幾的事。建立關係需要「時間」，也就是說雙方彼此需要增加見面的次數。

你會想把性命交給第一次見面的人嗎？不僅醫生，人的一生中也很少會遇非常值得信任，甚至願意把自己的生命託付給對方的對象。

就像我們很少會對初次見面的異性產生「這個人是我命中注定的伴侶，我現在馬上就要求婚」的想法一樣，我們也很少第一次到醫院就馬上覺得：「這個醫生實在太棒了！不管他說什麼我都願意實行，從此就跟定他了！」我們唯有增加見面的次數，才能建立更深刻的信賴關係。

人與人之間，至少要見面「三次」以上，才能建立起一定程度的信賴關係。

無論是談生意、談戀愛還是一般的人際關係，至少都要見個三次面以上才能加深信任感。

同樣的道理，通常要往來醫院三次後，患者才會開始想對醫生吐露「心聲」，而後繼續回診個五次、十次持續加深信賴程度後，治療才能正式展開。

哪怕只是見過三次面，患者應該也能感受到自己和醫生之間已然建立起某種程度的信賴關係了。

謹記「回診三次」的原則

有不少患者才接受一次診察，就以「這個醫生跟我不合」、「態度不親切」等理由而不再回診。即使他們之後前往別間醫院就診，當中也有不少人只去了一、兩次，就自行中斷就醫。

根據日本國內某機構針對五百一十九名門診憂鬱症患者的調查，其中有百分之五十一的人自行中斷回診，而這些人當中，又有百分之十二的人只接受過一次診察。這代表每十人之中，就有一人僅到院一次就中斷回診，每兩人中就有一人只到院數次就不再回診。

照這樣的情況，就算患者對醫生要求「給我把病治好」，醫生恐怕也是束手無策。「沒有更好的醫生嗎？」「難道沒有更好的醫院嗎？」像這類不斷更換醫生和醫院的行為，便稱為「逛醫生」（Doctor Shopping）。

我認為逛醫生這種模式，是出自於「否認」心理的「逃避行為」。

第一次到醫院就診的患者，自然會非常不安，也會有很多擔心，因此杏仁核變得很活躍，導致「情緒反射」處於亢奮狀態，而這也就是為什麼患者會無意識地產生「想要逃離這個場合」的衝動，

可是，如果你能忍住並持續回診三次，衝動感便會逐漸消退。因為這時的你已經了解醫生的性格和為人作風，在「不安」減少的同時，還會逐漸累積「安心感」。

當安心感產生後，大腦的「思考控制」便能回到主控位，這也代表在第三次回診時，比起初診時你已經能更冷靜地做出判斷。

從「否認」到「接受」會需要時間。可是，只要經過一段時間，大部分的人都能克服否認的想法，接受現實。

「等待」安心感到來的一刻

否認就像是一場「風暴」。當人身處在風暴中，會產生強烈的不安，不知道風暴何時才會結束。然而，風暴終究只是一場風暴，過一段時間後一定會平息下來。

克服否認最重要的是不要焦急，並靜靜地「等待」。

可是，大部分的患者都會等不及，不安與恐懼會使患者陷入「情緒反射」亢奮的狀態，於是他們會急切地想著自己是該「迎戰」還是「逃跑」。

這時，我建議大家要刻意地提醒自己「等待」。

例如，試著對自己說「稍微再等等」，便能遏止暴走的情緒反射。這是因為語言訊息能抑制杏仁核的活化。

當患者處於否認的狀態時，會焦急地覺得自己必須「立刻」有所作為。而當被告知罹患疾病時，真的有患者會因為「不想給家人添麻煩」而選擇離婚，或覺得「公司待不下去」而向公司遞出辭呈。

「等不及」而衝動行事，很多時候都會導致結果事與願違。人們多半在事後才後悔「為什麼自己那麼早就做了那件事」，並陷入沮喪與自我厭惡中。

而這也就是為什麼我們應該盡可能地「等待」，甚至刻意地「等待」。說出「等等看」除了能感到安心外，這句話也是讓我們邁向「治癒疾病」的途徑。

醫生經常會對患者說「我們再看看後續狀況」，然而處於否認階段的患者一聽到這句話便會很沮喪。他們主觀上認為「再看看狀況」的意思是「醫生毫無作為」，才會不禁擔心：「放著不管真的沒問題嗎？」還有人會認為自己被醫生放棄了。

可是所謂的「我們再看看狀況」，其實是醫生選擇了「等待」。

這句話具有非常正面積極的意義。

當患者的病情看起來是等個兩週後很有可能不藥而癒時，我便會對患者說：「我們再看看狀況。」

兩週後如果有好轉，就代表不用藥物也能順利康復；而如果沒有好轉，那麼就只要開始藥物治療即可。

「我們再看看狀況」代表醫生認為：「病情並非重症，有可能不用藥物就能自然康復，但可以先觀察一下病情的發展。」所以各位實際上根本無須對這句話感到沮喪。

六個方法，通過言語消除憂慮的心緒

話說回來，如果能讓杏仁核鎮靜下來，便能消除心裡的「不安」。

我們該如何抑制活躍的杏仁核呢？最近的腦科學研究給出了重大的啟示。

研究顯示當大腦接收到「語言訊息」後，杏仁核的活性便會受到抑制，從而降低負面情緒的產生。心情獲得改善的同時，判斷力亦隨之提高。

讓大腦接收「語言訊息」的方法，有「聽」、「說」、「讀」、「寫」等方式。

當你對生病這件事感到不安時，收集該疾病的資訊能緩解不安的情緒，並幫助你冷靜思考。

另外類似的情況，還有聽到護理師說「沒關係」、「不要擔心」時，就會令人感到無比安心對吧？

在心理諮商中，我們很重視「言語表達」。「言語表達」是指人將自己內心的情緒轉化成言語的行為，只要將心中想法化成言語，就能消除不安的情緒。

以下是六種靠自己就能做到的言語表達的方法。

1 講話 說出積極正面的話

請試著對自己說些積極正面的話，比如「沒關係」、「會順利的」、「會發揮效果的」、「這個藥會有效」、「這樣就好」等等，就算是自言自語也沒關係，一個人默默「忍受」才是最糟糕的事。

2 傾訴 向朋友和家人訴說自己的不安

訴說就像是「放掉氣體」，能消除很大的壓力。反之，若「都說不出口」或「沒有能訴說的對象」則會增加心裡的壓力與不安。

3 諮詢　向醫生或專家諮詢疾病

有人會認為「就算諮詢也無法解決任何事吧」，可就算諮詢無法改變任何現實，但透過諮詢能也將莫名的煩惱和不安轉化成言語，這麼做可以抑制杏仁核的活動，減少不安並獲得安心感。

4 提問　向主治醫生詢問不知道的事

問問題能將心中莫名的不安和擔心轉化成言語資訊，而當醫生向你說明後，你便能了解疾病的原因、理由、應對方法，如此一來杏仁核便會鎮靜下來，不安感亦會隨之消逝。

5 書寫　在紙張或筆記本上寫下煩惱或不安

文字輸出也是很有效的方式。只要將自己的所思所想和情緒，透過文字的形式抒發出來，便能感到心情舒暢，而且這麼做也能有效緩解不安。

6 書寫　寫日記

寫下每天發生的大小事情，或是自己的所思所想，這都是訓練言語表達最棒的方式。不擅長寫長文的人，我建議也可以從寫「三行好事日記」開始。「三行好事日記」是指每天在睡前寫下「今天覺得開心的三件事」，請盡量在刷完牙、洗好臉後的睡前十五分鐘執行。

具體執行的方法是一件事寫一行，總共寫出三行即可，大約花三分鐘左右就能寫完，因此時間上也不會帶來太沉重的負擔。接著請想像三件事中最快樂的那一件進入被窩，如此一來你便能帶著「好心情」入睡。

書寫「三行好事日記」能加強正面的想法，只要試著執行一週到十天左右，你就能感受到這個習慣帶來的效果。

言語能帶給我們安心感。正面積極的話語能鎮靜杏仁核，同時消除不安。

從平時開始養成「訴說」、「書寫」等輸出的習慣，就不會在心中累積壓力或負面情緒，常保身心靈的健康。

收集正確資訊，消除未知的不安

你的擔心，有九成不會發生

在得知生病後，人們的腦中往往會閃過各種各樣的擔心，然而這些擔心，其實絕大多數都是「預期焦慮」。

預期焦慮是指過分擔心未來的心理，比如「我還能回到公司嗎？」「這個病會不會留下後遺症？」「如果出現很嚴重的藥物副作用，又該怎麼辦才好？」等念頭充斥腦中，但其實這些擔心有九成都不會發生。

苦惱著實際上不會發生的事，結果讓自己陷入不安或低落的情緒中，完全就是在自尋煩惱。

假若能等到真的發生時再來煩惱，那麼人有九成的不安都能煙消雲散。

話說回來，人為什麼會有「預期焦慮」呢？原因在於「資訊量不足」。

假設有個人提出這樣的疑慮：「聽說這個藥物的副作用是容易想吐，一旦發生了有什麼應對策略嗎？」

但如果有另一份報告透過數據顯示：「想吐這個副作用發生的機率為百分之十，其中每三人中有一人會湧現強烈的嘔吐感，但就算發生也不會有生命危險。」在得知這個數據後，各位有什麼樣的想法呢？是不是會想著：「感覺副作用發生的機率沒那麼高，而且就算發生也沒關係。」

就像這樣，從解答與詳細資訊中主動吸收知識、數字等數據資訊，想必就能減少不安。

正確獲取資訊的四種方法

接下來進一步探討，我們又該向哪個人，又該獲取怎麼樣的資訊，才能夠感到安心呢？

1 詢問主治醫生

想知道疾病的應對處理方式、未來的治療方向，或是在家休養的方法等建議，問主治醫師是最好的選擇。

我常聽說有人在醫生面前會因為緊張而大腦一片空白，結果忘記了想問的事。這時我建議大家可以先在紙上條列出想問的問題，或者想告訴醫生的話，然後在就診時把筆記帶進診間。看著筆記內容提問就不會發生忘記要問什麼事，或是沒能好好提問的窘境。

不擅長言語表達的人，也可以直接將這張筆記交給醫生。

明明有想知道的事情卻不主動提問的話，只會徒增自己的「不安」。我也曾聽說，有的患者會覺得「醫生看起來很忙，感覺不方便向他問問題」，但就算診察時間只有短短的三分鐘，還是有時間能回答一個問題，因此我希望大家能為了治療自己的疾病勇敢發問。

比起什麼都不問的患者，醫生其實會認為提問的患者對治療的態度十分積極，我個人也會對這樣的患者充滿好感。

我收到過許多關於「無法向主治醫生提問」、「當下氛圍感覺很難提問」等內容的諮詢信。

有不少醫生的外在印象會散發出「你不要問我問題」的氣場，患者只不過是問了一個問題，他們便會面露不悅，或是以厭煩的態度回答，我對此感到十分遺憾。

「什麼時候能治好？」「藥效如何？」「沒有副作用嗎？」像這類的疑問，最好是由主治醫生親自說明；但若是沒辦法向主治醫生提問，各位不妨改向護理師請教。總是在醫生身邊的護理師，每天都會協助診療的過程，所以我想他們應該能回答患者經常會有的問題。

另外，關於藥物的相關問題，也可以詢問藥劑師。

「這個藥是飯後吃，但如果沒有吃飯時該怎麼辦？」

「這個藥物會讓人想吐的副作用，出現的機率有多高？」

相信藥劑師能仔細回答這類藥物的問題，有時還能查閱數據，親切地給予回覆。

如果有什麼不清楚的事，建議不妨向這些人尋求幫助。

3 完整讀完一本關於自身疾病的書

假若你被告知罹患「焦慮症」，我會建議你應該要讀一本關於焦慮症的書籍。若是罹患「糖尿病」，那麼你應該找一本關於糖尿病的書來閱讀。

介紹疾病的書籍，內容通常涵蓋了患者大部分的疑惑，例如該疾病的成因、治療所需的時間、治療內容、如何改善生活習慣，以及生活上的注意事項等，因此閱讀相關書籍能夠幫助你全面地了解該疾病的必要資訊和知識。

那麼，我們又該如何選書呢？首先，我建議大家盡可能地前往大型書店，接著找到關於自己疾病的書區，然後在實際翻看幾本書後，挑出看起來「最淺顯易懂」的那一本。

對於生病、精神狀況不佳的患者來說，一本文字密密麻麻的書只會變成負擔，無論內容再怎麼豐富詳盡，也很難整本看完。

請各位以「淺顯易懂」作為擇書的標準，盡量選擇插圖多、文字大而清晰、敘述平易近人的書。

此外，我建議一定要實際前往書店翻閱，因為網購書籍通常不容易確認書裡的內容，如果買到一本意外艱澀的書，最後可能根本連翻都懶得翻了。

4 請勿輕信網路上的醫療資訊

想了解一個疾病，有很多人會先選擇上網查資料。可是在瀏覽網路資訊時，大家務必要小心查證內容。

根據美國醫師團體的調查，「維基百科」（全球最大的線上百科全書）上關於主要疾病的記述中，有百分之九十的條目頁面內容有誤。可見維基百科並不能取代家庭醫學書籍。

無獨有偶，日本醫科大學等團體經由研究調查（二〇一九年）指出，他們調查了約二百五十個介紹「癌症治療」相關內容的網站，結果發現出自醫學會診療指南的內容僅占一成左右，而自費診療等無明確科學根據的內容，則占了四成以上。

與無法確定是誰撰寫的網頁（網誌）相比，在醫學會和政府網站發布的內容，顯然具有更高的可信度。

各位在吸收資訊前，務必要好好確認該資訊是出自哪個團體或哪個人。

網路上的醫療資訊內容參差不齊，除了有用的資訊外，也有許多完全錯誤的內容，甚至有些資訊若照單全收，還可能會對病情與健康造成不良影響。因此請勿輕信網路的資訊。

「否認」的狀態，會引發「不安」。當有不了解的事情時，會讓人愈發感到不安。所以各位應該要主動去獲取必要的資訊，這樣便能緩解不安的情緒。

此外，在「否認疾病」的階段，人還會出現「孤獨」、「憤怒」的心理。

下一章我將具體介紹「孤獨」與「憤怒」的心理狀態，以及我們該如何因應。

第2章的總結

- 請回診3次以上，以便和醫生建立「信任」；屆時若還是想換醫院也不遲。
- 請不要焦急。只要靜靜「等待」，「不安」自然會轉變成安心。
- 若持續感到不安，請主動收集資訊。吸收正確的資訊能幫助我們消弭不安。
- 試著講出積極正面的「詞句」，有助於鎮靜杏仁核並消除「不安」。
- 若有不了解的事情就詢問主治醫師，他的說明能消除你的不安。
- 就診之前，先將想問主治醫師的事「寫下來」，看著筆記會更容易提問。
- 完整讀完一本關於這個疾病的書籍。你想知道的事大多都能從書中獲得解答。

第3章

EMOTION

無節制的「抱怨」，對病情毫無助益

CONTROL

開口求助，求救的勇氣能助你康復

愈需要求援的人，愈不願意接受幫助

當人無法接受自己生病或受傷的事實時，便會產生「不安」的情緒，而這樣的不安還會伴隨著「孤獨」與「憤怒」的心理狀態。

以下是我過去曾負責過的一名患者。

七十歲左右的K女士，在失去丈夫後，近十年來都是自己一個人生活。

最近她由於失智症惡化，忘東忘西的情形變得愈來愈嚴重。雖然她還是能勉強自行出門採買、做飯，但卻時常發生忘記關火導致東西燒焦等狀況，病情已嚴重到開始影響她的日常生活。

雖然周圍的人都勸她應該要去看醫生，但她都說自己討厭治療，並堅決地拒絕就醫。即使有人想說服她找「照護人員」來照顧日常的起居，她也不聽勸，還說：「我又沒傻，爲什麼需要有人來照顧我？我才不要讓陌生人進到我家，我才不需要幫助！」

像K女士這樣需要幫助的人，當有人向他們伸出援手時，很少有人會欣然地同意：「真是幫了我一個大忙，請快點過來吧。」愈是需要幫助的人，反而愈會選擇拒絕對外求援，這種狀況在醫療現場十分常見。這些患者會讓自己逐漸陷入孤立無援的狀態，病情就這樣不斷惡化，直到真的沒辦法，他們才終於願意就醫。

這些人明明有困難，卻不願向身邊的人尋求幫助，就算有人勸他們申請社會福利單位的補助資源或前往醫院就診，他們通常也會乾脆回絕。為什麼這些人會這麼抗拒接受幫助呢？

原因就在於這些人正面臨「孤獨」的心理。

請想像當你被長年交往的男朋友（女朋友）狠狠地甩了，當天晚上你的朋友打來電話：「不要消沉啦，我們去唱個卡拉ＯＫ，轉換心情吧？」

雖然你很感謝朋友的關心，但心裡卻想著：「我現在想一個人待著，不要管我。」

這種心情就是「孤獨」的心理。

當人遭逢嚴重的打擊，或陷入極度的低潮時，會沒有心情和他人見面、說話，這時人會封閉自己的內心並築起高高的心牆，然後把自己一個人關在親手建立起的安全地帶，獨自一人療癒心傷。

人在此時此刻，會心想「為什麼就只有自己遇到了這麼慘的事？」甚或產生「沒人能了解我這種心情」的孤立感。

遭遇嚴重衝擊或精神上的痛苦時，人就會像這樣選擇封閉自己的內心。而封閉內心的狀態，就是所謂的「孤獨」。

處於「孤獨」的可能反應

當他人建議去醫院或接受照顧時，卻這麼回答……

* 想獨自一人
* 覺得「自己還行」
* 希望別人盡量別來煩自己，想一個人待著
* 認為問題不到需要向別人尋求幫助的程度
* 認為一個人就能做到自己需要做的任何事
* 覺得就算不去醫院也還過得去
* 覺得自己本來就沒生病
* 不想被他人知道現在的狀態
* 不想造成他人的困擾
* 不想造成家人或公司的困擾
* 認為沒有人會打從心裡擔心自己
* 其實有點希望「有人能幫助自己」

我想獨自一人……

可是，其實我有點想得到幫助……

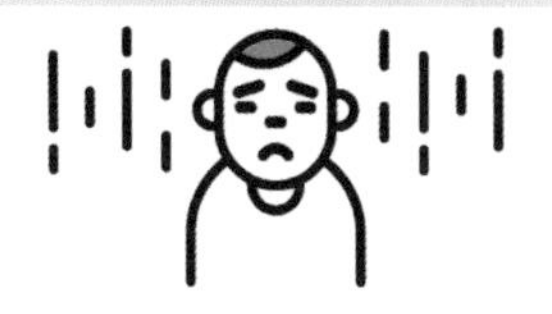

Point **愈是需要幫助的人，愈常說「想獨自一人」**

就診前，留意這三個「抗拒反應」

無論是生病的一開始（到院就診前），或是已經開始就醫回診，在得知罹患疾病後，患者多少都會陷入「孤獨」的心理狀態。

當患者處在「孤獨」的狀態之下，會不願接受醫生的諮詢或幫助，又或是堅決拒絕任何醫療服務。

那麼患者到院就診之前，究竟會有哪些具體的「抗拒反應」呢？請各位參照下一頁的表格彙整。

這些行為的根本原因在於患者的「孤獨」心理，以及他們正處於「否認」的階段，也就是說，患者打從心底不願承認「自己生病」的事實。由此可知，若想減輕抗拒反應，首先就必須化解「否認」心理。

然而，各位可能還是會覺得很不可思議，明明有些患者看起來已經表現出相當痛苦的症狀，且就旁人的眼光來看，那很明顯已不是正常的狀態，但為什麼他們卻依然執拗地拒絕幫助呢？

到院就診前，常見的三個抗拒反應

抗拒諮詢	●「我沒事，我不需要諮詢。」（毫無根據地認定） ●「就算諮詢也沒辦法解決問題。」 ●「不要管我！」
抗拒幫助	●「我自己一個人也行。」 ●「我沒什麼困擾。」 ●「我不需要幫助。」 ●「多管閒事。」 ●「我不想請照護人員。」 ●「這是侵害隱私。」 ●「請不要再來了。」
抗拒就診	●「我沒病，才不需要去醫院。」 ●「我沒有什麼不舒服的地方。」 ●「我還行。」（毫無根據地認定） ●「我又沒有不舒服，為什麼要去醫院？」（惱羞成怒）

Point

「我沒事」其實就是有事

其實，許多患者在就診前多少都有發覺自己的病症，但正是因為他們察覺了「自己生病」的這個事實，所以才會想要逃避。而這也就是為什麼患者會「抗拒就診」，或者因杏仁核亢奮所誘發的恐懼與不安，進而出現「逃避」的反應。

「孤獨」的致命力，好比「菸癮」對身體的危害

許多科學研究數據在在顯示，「孤獨」有害健康。

美國芝加哥大學的心理學家約翰・卡喬波（John T. Cacioppo），在其著作《孤獨：人類天性和對社會關係的需求》（*Loneliness: Human Nature and the Need for Social Connection*，暫譯）中有這麼一段話。

> 孤獨會對人產生深遠的影響。慢性的孤獨感會使人感到不安，並讓人對他人產生被害感，同時還會出現自虐與自我毀滅的思考和行爲。
>
> 此外，孤獨對人體也有很大的影響。孤獨的人，有更高的風險死於腦血管、心血管疾病、癌症、呼吸器官或腸胃疾患等。

也就是說，「孤獨」對人造成的影響，幾乎可與高血壓、肥胖、缺乏運動、吸菸等不良習慣相匹敵。

此外，美國俄亥俄大學調查乳癌患者與皰疹病毒反應時，相關研究顯示，孤獨感和人體免疫力下降這兩個要素之間具有相關性，而且該實驗還發現孤獨感是造成身體不適的原因。

而根據美國楊百翰大學的研究，「有社會聯繫的人與沒有的人相比，早死的機率低了百分之五十」。若以這項數據與其他生活習慣的死亡風險相互比較，孤獨與「一天吸十五根菸」可說是並駕齊驅；更進一步看，孤獨對健康的影響也比「缺乏運動」、「肥胖」等因素高了三倍。此外，就精神疾病方面，孤獨會導致罹患憂鬱症的風險增加二・七倍，阿茲罕默症則為二・一倍。

從上述資料可以想見，「孤獨」不但會造成免疫力下降，還會使人體罹患各種生理疾病與精神疾病。

在生病的過程中，患者的心理容易陷入孤獨，將會導致病情惡化，難以康復。因此面臨「孤獨」時，我們應適當且立即地採取行動。

不易康復的指標一：愛抱怨

「憤怒」是否認的徵兆

以下是關於一名我曾碰到的門診患者S，還記得一開始他進入診間時，臉上帶著怒氣沖沖的神情。

S表示前一位醫生診斷他罹患「憂鬱症」，還開了藥，但那個藥物的副作用讓他產生強烈的嘔吐感。他對前一位主治醫生滿懷不滿與憤怒，覺得那名醫生不但沒告訴他藥物副作用，也沒有好好聽他說話，還說精神科門診就是個糟糕的地方。

在我看來，患者S的症狀是很典型的憂鬱症，於是我告訴他：「我認爲你得了憂鬱症。」結果他卻以強烈語氣回應：「我只是工作太忙了，才不是什麼憂鬱症！」

【抗拒診斷結果】

而當我告訴他：「我認爲只要吃藥馬上就能康復。」他卻忿忿地說：「反正又會是那種副作用很強的藥對吧。」隨後他又表示：「我才不想吃什麼藥，我又沒病，我這種狀況靠心理諮商就行了吧！」【抗拒服藥】

由於S堅決拒絕服藥，所以我最後決定只做心理諮商，而他也同意並和我預約了回診。然而，S後來並沒有如約就診。

當時的S充滿了「憤怒」的情緒，且滿口都是對之前主治醫生的抱怨，因此我認為比起治病，他其實只是想發洩怒氣才到我這裡來看診。

他所表現的狀態，顯示他完全無法接受自己罹患憂鬱症的事實。換言之，他正處於「否認」的階段。

雖然S的憤怒看起來是針對「精神科醫生」，然而實際上，他的憤怒是極度不安的表現，因為他發現自己居然得了憂鬱症這個他絕對不想得到的病，並為此感到惶恐不安。

是「責怪自己」，還是「責怪他人」？

假設你被醫生告知罹患憂鬱症，而你無法接受這個事實。不過你發現自己的狀況確實與醫生所說的憂鬱症症狀十分相似，於是你又認為自己可能真的得到憂鬱症。然而你並沒有為此感到哀傷，反倒是覺得十分煩躁、惱火，還有止不住的怒氣不斷湧上心頭，一股無處宣洩的憤怒油然而生。

當人感到「憤怒」時，除了單純的「生氣」、「怒罵」外，還會透過各種行為來宣洩心中燃起的怒火。而宣洩的方式大致上可分為兩種，也就是「他責」（責怪他人）與「自責」（責怪自己）。

首先，憤怒的長矛會先指向「他人」，比如導致生病的地點或人事物。在這個階段時，有許多人會怪罪於逼迫自己在嚴酷環境下賣命工作的「公司」，或是職場不講理的「上司」。

「每天都要加班到搭末班車回家，不得憂鬱症才奇怪。哪有工作條件這麼差的公司！混帳公司！全都是公司的錯！」

處於「憤怒」時常見的反應

當患者得知自己罹患嚴重的疾病時……

* 「為什麼是我遇到這種事？」而感到忿忿不平
* 沒來由地感到惱火、焦躁，無法保持鎮靜。
* 想要怒罵「混帳」、「吵死人了」，或是已經罵出口。
* 想丟東西、踹東西等對物品發洩情緒，或實際上已經做出破壞行為。
* 忍不住反駁、反抗他人。
* 認為自己變成這樣「都是公司的錯、家人的錯」。
* 認為自己變成這樣「是自己的錯」。
* 「要是〇〇的話就不會這樣了」、「那時候要是有〇〇就好了」，不斷對過去的行為感到後悔。
* 忍不住抱怨他人、公司或醫院，或在網路上發表這些抱怨言論。
* 覺得怎樣都好、怎樣都無所謂。
* 想乾脆把他人也捲進來，或想造成他人困擾。

Point

「憤怒」是疾病的症狀之一，
請儘早擺脫這狀態

「課長也是，什麼麻煩事都推給我。我會得這種病，全都是因為課長把棘手的工作都丟給我做，全都是課長的錯！」

對於患者來說，沒有及時向自己伸出援手的家人和職場，亦或是應對不當的醫生與醫院，都恰好能當作發洩憤怒的出口。

「半年前接受健康檢查時明明還正常，那時候一定就已經有癌症了，根本就是醫生誤診！明明可以早點發現，都怪醫生沒看出來，現在才會變得這麼嚴重！我要告你們！我怎能善罷甘休！」

一心認定「都是○○的錯」，並對他人宣洩怒氣，這樣的狀態便是處於「憤怒」階段中的「他責」。

「他責」狀態最明顯的徵兆就是「抱怨謾罵」。

患者會口出惡言，他們會抱怨醫生態度傲慢、只盯著病歷、眼神可怕、一句體貼的話都沒有、說明難懂，或者抱怨醫院候診時間太長、等不到藥，或是抱怨護理師與在櫃檯接待員沒有笑容、不會打招呼、應對態度不親切等，搬出各類說詞。

也有人會不停地抱怨公司，比如「我會生病都是公司的錯，沒替員工著想，根本就是間黑心企業」，或者「主管都不關心下屬，他也要負起責任」云云。

如果要我舉一個難以康復者的特徵，我會說「言語中多是抱怨」。也許患者本人會覺得抱怨能抒發壓力，但這是本末倒置的想法。

抱怨不僅會導致病情惡化，也是造成生病的原因。

如前所述，醫生與患者之間假若缺乏「信賴關係」，疾病便難以醫治。而不停抱怨的人，不但難以與他人建立信賴關係，而且抱怨的行為本身還會導致人際關係惡化。也許有人會覺得「抱怨前一個醫生很爛，應該沒什麼關係吧」，但一個經常抱怨的人，會逐漸變得擅長「挑剔他人的缺點」。因此放任自己抱怨，愈有可能成為「找缺點達人」。

即使到另一間醫院就診，愛抱怨的人也會開始尋找那邊的醫生或那間醫院的缺失，最終得出「這個醫生不好」、「那個醫院不行」的結論。換的醫院愈多，抱怨也只會有增無減。

結果，這些人無論到哪裡都無法與人建立信賴關係，還因此喪失了治癒機會。

愛抱怨的人，失智風險也會多三倍

腦神經科學揭露的真相

芬蘭的腦神經科學家托爾帕寧（Anna-Maija Tolppanen）博士，率領研究團隊對一千四百四十九名平均年齡為七十一歲的人們進行了調查。

實驗人員向受試者詢問他們平時是否會私下說人閒話、批判他人，或對他人態度不佳。研究結果發現，經常抱怨或批判他人的人，他們罹患失智症的風險居然比不抱怨者高出了三倍。

不僅如此，團隊也發現抱怨會促進壓力荷爾蒙——皮質醇的分泌。如之前所述，如果皮質醇數值長期居高不下，會導致身體免疫力下滑，人體容易罹患各種疾病。

而且皮質醇是一種在人只要承受壓力就會分泌的荷爾蒙。

愈是抱怨，人體就會分泌愈多的壓力荷爾蒙。換句話說，抱怨只會徒增自己的壓力，並使病情惡化。

大腦的暗示，讓你我易對號入座

為什麼抱怨他人時，我們自己會產生壓力呢？這是因為「舊大腦」無法理解「主語」。

人體大腦結構中，主掌記憶與情感的海馬迴、杏仁核、下視丘等大腦邊緣系統稱為「舊大腦」，而據說魚類與兩棲類等低等動物的大腦，大部分都是由大腦邊緣系統所構成。

由於「舊大腦」無法理解主語，因此在處理從新大腦進來的訊息時，舊大腦會理解成省略主語後的意思。

舉例來說，當你走在街上，忽然聽到背後傳來一聲「你這混帳東西」時，你會突然心頭一震對吧？儘管那句「你這混帳東西」並不是針對你，只不過是你身後的兩名男性正在吵架。

然而，這句話卻會讓你的杏仁核瞬間興奮，於是你便會感受到不安與恐懼，並出現「心頭一震」的感覺。

由於杏仁核無法理解主語，所以無論是自己罵別人「混帳」，還是被他人罵「混帳」，腦中都會產生相同的壓力反應。

也就是說，罵人十次所承受壓力，其實相當於與被人罵十次時的壓力。

如果你平時總是在抱怨，你的大腦就會每天不斷產生壓力反應，並分泌皮質醇，而這將對你的身心健康造成危害。根據研究指出，愛抱怨的人與不抱怨的人相比，壽命竟短了五年。

抱怨除了是「致病的原因」之外，也是自己所製造的「疾病無法康復的成因」。

不易康復的指標二：自責

一切都是「我的錯」

一味地責怪他人後，心中憤怒的能量能夠得到釋放。也因此抱怨過後，人們多少能開始冷靜地看待現狀，這時便發現過去發生的種種，最後好像都該歸咎於自己。

比如如果認定「長時間加班工作」不好，也還有請休假或是離職的選擇。又或是假若認為「醫生的應對不恰當」，或對診斷有所不滿時，也是能選擇到別家醫院找別的醫生看診。

現在所面臨的「最糟糕的局面」，都是因「自己過去的行為」所導致。每當想到自己明明能迴避最糟的情況，或至少稍微減輕如今的窘境，但最終自己卻沒有任何

作為時，人自然會忍不住地自責起來。

「要是我沒有勉強自己一直在這樣的黑心企業工作，就不會生這種病了吧。」

「要是我乾脆地辭職，就不會生病了。我怎麼這麼傻呢！」

「課長把這個專案交給我時，我就隱隱覺得自己可能做不到，要是那時候拒絕，事情就不會變成這樣了。為什麼我那時沒有拒絕呢？」

「明明三個月前就已經感覺狀態不太好了，為什麼我沒有去醫院呢？要是我有早點去醫院的話，病情也不會變得這麼嚴重了。」

在抱怨完他人後，人們這回開始一個勁兒地在自己身上尋找缺點。

「為什麼事情會變成這樣！」

「全都怪我！」

只要一想到自己的缺失、缺點、過去的錯誤行徑或判斷，人就會想責怪自己並感到後悔，不斷地責備現在這個沒用的自己。

然而，責怪本身就會形成壓力，**因此人在自責的同時也會對自己產生強烈的憤怒，無異於傷害自身。**

無止盡的自責，如同給病情添把火

當人們感到「憤怒」時，腎上腺素會大量分泌，這其實無異於處在與「戰鬥」相同的狀態。身體長時間分泌腎上腺素，會對心臟與血管造成很大的負擔，進而觸發高血壓、動脈硬化的發生，同時也會大幅增加罹患心肌梗塞或腦中風等心血管疾病的風險。

順道一提，**據說當人暴怒之後，發生心肌梗塞或心臟病的風險會提高四・七倍**。

不僅如此，當生氣導致自律神經紊亂後，人體就無法輕易恢復原本的狀態。有研究數據顯示，混亂的自律神通常需要三小時左右的時間才能恢復正常。

如果一個人一直處於「憤怒」的狀態，腎上腺素就會不停地分泌，而後皮質醇也會跟著分泌，這不僅會導致病情會惡化，這樣的狀態本身也是致病的原因。

因此若想要康復，就必須儘早克服「憤怒」的心理。

不易康復的指標三：常生氣

消除怒氣的五種方法

愛生氣的人不但容易得病，給人的印象也不好，所以我們平時就要練習，養成盡量不要發怒的習慣。

本章我想和各位分享任何人都能做到的速效型「憤怒消除法」。

1 二十秒深呼吸

平息憤怒最簡單的方法就是「深呼吸」。

當你陷入憤怒時，請花五秒鐘慢慢地從鼻子吸氣，接著再花十五秒從嘴巴把氣全部吐出，重複這個動作三次。反覆三次二十秒的深呼吸（腹式呼吸），就相當於過了一分鐘。

腹式呼吸的訣竅是從鼻子吸氣後讓腹部鼓脹，接著從嘴慢慢吐氣，並讓腹部向內收縮，這時要留意腹部要有貼到背部的感覺。

練習的重點在於吸氣時要比平時多花兩到三倍的時間，並慢慢地吐氣，而且要把氣全部吐乾淨。

很多人會認為「深呼吸沒有效，怒氣一上來時哪可能這麼容易平息」，但這是因為人們搞錯了深呼吸的方法。深呼吸不是五秒深吸，五秒深吐。如果吸氣與吐氣的時間為一比一，反而會使交感神經亢奮，造成反效果。

正確的做法，應該是要花十五秒的時間慢慢吐氣，只要留意這點，便能大幅緩解憤怒的情緒。另外，一邊看著手錶的秒針一邊做二十秒深呼吸會更有效果。

只要做過就不難發現十五秒其實意外地長，最後的五秒可能還會覺得有些痛苦，但請一定要做到腹部貼背的感覺，把所有的氣都吐乾淨。

實際進行三次的二十秒呼吸後，你就能發現與剛才相比，憤怒已經消退不少。

交感神經和副交感神經的作用機制，與「呼吸」有著密切的關係。當交感神經亢奮時，人體的呼吸會加速，並導致副交感神經延遲作用。可是像這樣慢慢吐氣的正確深呼吸，卻有助於人體從交感神經居於優位（憤怒的神經），切換到副交感神經優位（放鬆的神經）。

2 放慢說話的速度

人在盛怒之下，大多語速都會不由自主地加快。各位應該從沒看過有哪個人在生氣當頭還能用很慢的速度講話吧。

人在興奮時會不由自主地加快語速，交感神經也會呈現亢奮的狀態，而這會使人變得更加興奮。

因此當你感到憤怒時，請刻意「慢慢說話」，並試著用比平時講話慢「三成」的速度說話。這麼一來，你便會神奇地發現激動的情緒在緩慢的言談間逐漸消逝，心情也忽然平靜下來。

3 動手寫下憤怒的心情

憤怒是種負面情緒，如果一直壓抑在心裡，只會形成另一種壓力。所以當你想要抱怨、或是想大罵某人時，我建議不妨這些強烈的內容在筆記本上宣洩出來。將這些想法和負面情緒全部都寫下來後，心情會變得十分舒暢，「憤怒」與「煩躁的心情」也大多都能煙消雲散。

透過書寫，不用對任何人訴說，自然也就無須擔心會造成身邊人的困擾。而且寫下來還有助於釋放你積累在心頭的負面情緒，使人感到釋然暢快。

不過若是一再地重複寫下「負面的事」，反而會增強負面記憶。為了避免強化負面感受，我建議各位還要搭配實踐「賢者的作業」。

什麼是賢者的作業？這項作業的進行方式是先在筆記本上寫下「憤怒的事」或「負面情緒」，接著擱置一旁，等過一段時間後（至少三十分鐘）再回來重看，這時重看的重點在於把這些內容當成是「你的朋友」寫的，而不是「你」寫的東西，並以冷靜客觀的心態給「你的朋友」一些建議。

比如「別為那種小事生氣」、「這種事明天就會忘記了」、「這種常有的事就別太在意了」等等。

「賢者的作業」能讓我們以第三者的客觀角度，審視自己「憤怒」的情緒，並冷靜地觀察自己。

4 不以「喜歡」與「討厭」的二分法來判斷

一個人與別人初次見面時，會不下意識地以「喜歡」或「討厭」的二分法來判斷眼前的這個人。大腦的杏仁核會在一瞬間做出判斷，如果判斷為「喜歡」時，我們就會希望能再與對方見面；若判斷為「討厭」時，則會產生「不想再與對方見面」或「想要迴避下次碰面」的想法。

可是這裡我想建議各位，與初次認識的人見面時，不要只以「喜歡」或「討厭」為基準，試著加入第三個選項，從「喜歡」、「普通」和「超討厭」三種選項當中做判斷。

舉例來說，各位可以把「雖然不太喜歡這個人，但對方也沒有造成什麼困擾」或是「沒有好感，但與對方沒有直接的利害關係」的人，分類到「普通」的選項裡。

以喜歡、普通、超討厭分類（三分法）

只用「喜歡」與「討厭」分類

喜歡	討厭

沒有特別喜歡，
就會認為是討厭。
因此許多人會被
分類到討厭。

但加上「普通」後

喜歡	普通	超討厭

原本在「討厭」裡的絕大部分
都能分類到「普通」。

Point

**只要加入「普通」的選項，
就能輕鬆減少討厭的對象**

相對地，「再也不想見到」或「只要待在一起就感到不快」的人則分類到「超討厭」的類別。

這麼一來，各位就會發現至今認為「討厭」的人，原來對他的感覺只是「普通」而已；而令你感到「超討厭」的人實際上也非常少，也許十人之中就只有一個人甚至根本沒有。

我們抱怨的對象通常都是討厭的人。換言之，只要減少討厭的人，就能減少想抱怨的對象，而抱怨的次數也能隨之減少。

如果我們能學會用「喜歡」、「普通」、「超討厭」這三個種類（三分法）來評價他人，一定能大幅減少「討厭的人」在整體中的占比。

5 了解不安只是大腦的化學反應

二〇二〇年四月，日本政府因應新冠疫情而發布緊急事態宣言的期間，「自肅警察」這個詞一時間在社會上蔚為話題。「自肅警察」是指人們對那些沒有配合政府要求減少營業時間的店家，或者沒有減少外出活動的人們，恣意動用私刑或攻擊的行為。比如打電話威脅該店家，或是在店家門口張貼詛咒的字條或噴漆，又或是專門挑掛有外縣市車牌的車輛惡意破壞等等。

一向溫柔敦厚的日本人，為什麼會做出如此脫序的行為呢？

在了解不安感與杏仁核之間的機制後，相信各位應該都能理解為什麼會有「自肅警察」這類過激的行徑。

不安與恐懼感會使杏仁核興奮，促使人進入「戰鬥」模式，於是便會想要做出攻擊他人的行徑。

當時全球各國都缺乏新冠病毒的感染力與死亡率等資訊，而資訊不足，會加強不安感，這很可能是當時人們感到極度不安的主因。這些因新冠疫情伴隨而來的壓力會使杏仁核變得興奮，於是人們便陷入了焦慮恐慌的狀態。

一旦杏仁核暴走，大腦就無法進行「思考控制」，也就是說人就無法理性地控制自己。即使在常理判斷下，破壞車輛、噴漆等損壞器物的行徑足以列為犯罪行為，是守序公民「不可以做」的事，然而此時理性已無法發揮作用，才會導致事態演變成這樣。

也許在你的公司或生活周遭，也存在這樣會攻擊他人或總是口出惡言的人，但這是因為這些人的內心裡被某些「不安」綑綁。他們「害怕」自己的處境陷入危險，所以才會想要發洩出來。換句話說，正是杏仁核的亢奮驅使這些人在無意間做出了令人遺憾的行為。

只要理解「人的不安，是由於杏仁核的亢奮所導致」這個事實，當你日後遇到過分苛責他人或動輒對你大發雷霆的人時，你便能夠冷靜地應對。「啊，這人真可惜。」只要這麼一想，就能輕輕放下那些行為了。

討人厭的醫生，沒你想的這麼多

同樣的道理，當各位在判斷一名醫生的好壞時，我也建議要用「喜歡」、「普通」與「超討厭」這三個選項來分類，而不是只有單純的「喜歡」或「討厭」二選一。

初次見面的不安，確實容易讓人覺得醫生令人「討厭」，所以建議至少要回診三次，直到在第三次才以「三分法」評斷自己的主治醫生。

「喜歡」代表這名醫生值得信賴或令人感到安心。

「普通」代表這名醫生沒什麼優點，但也沒什麼明顯的缺點，也不至於令人感到不快，算是不好也不壞的類型。

「超討厭」則代表這名醫生讓你產生「連臉都不想見」、「光見面就覺得不愉快」或「這醫生絕不能相信」等念頭。

如果只憑著見過一面的印象，並貿然用二擇一的方法加以評斷，那麼可能有超過半數的醫生都令人討厭。若是能做到回診三次後再用三分法判斷，最後會被認證為「超討厭」的醫生應該為數很少。

既然不是感覺「超討厭」，我會希望患者能繼續回診，持續接受治療。

排解「孤獨」、化解「憤怒」的三個處方箋

不壓抑，就像打開水龍頭一樣釋放情緒

當我們發現自己快要被「孤獨」與「憤怒」的情緒淹沒時，又該如何恢復理智呢？以下我將以處方箋的形式，介紹具體的處理方法。

處方箋1　哭泣、吐露內在感受

發生於二〇一一年三月十一日的東日本大震災，災後我曾到訪受災地區的宮城縣與岩手縣，以下是當時我參與受災戶座談會時的一段對話。

那時我向聽眾提問：「災害發生後不久，相信各位都經歷了各種苦難，應該都有

想哭的心情。我想問大家有沒有真的哭出來呢？」

座談會上約有六、七名參與者，全都異口同聲地表示沒有哭。

「我沒有哭出來……」

「我是有想哭的心情，但不能哭啊。大家都在拚命努力的時候，我怎麼能展現自己脆弱的一面？我尤其不想被家人看見自己哭，這樣只會讓他們感到更加不安。而且避難所完全沒有私人空間，沒有一個能讓人獨自哭泣的地方。」

然而，當代許多心理學研究都顯示，**當一個人真的覺得很痛苦時，不應該忍住淚水，而是要把情緒表達出來或哭出來比較好。**

而在針對過去災害受災者們的研究調查報告中也指出，與遭逢災害後馬上釋放情緒的人相比，壓抑情緒者有更高的機率罹患PTSD（創傷後壓力症候群）。

可是，許多日本人就算感到悲傷也無法哭泣，遭逢劫難後流不出一滴眼淚的狀況十分普遍。我想這個現象可能是因為哭泣對日本人來說，是一件「可恥」、「羞恥」的行為。

但是，若真的覺得很難過、很痛苦時，哭也沒關係。比起壓抑情感、忍耐苦痛，哭泣並宣洩情緒反而比較健康。

活用眼淚的三種效果

「不要害怕哭泣，眼淚能帶走你心中的傷痛。」

這句話是美國原住民霍皮族的格言，然而腦科學研究也發現，眼淚確實能緩解心理上的痛苦與壓力。

人體能透過流淚的行為，將身體的自律神經從交感神經切換到副交感神經。因此**愈是流淚，愈有助於紓解壓力，還能調節心中混亂的情緒、憤怒與敵意。**

日本血清素研究第一人、同時也是世界權威的有田秀穗先生（東邦大學名譽教授），更是提倡刻意哭泣的「淚活」療法，他認為流淚有助於釋放壓力。

根據有田教授的說法，流淚可發揮三種效果。

2　調整自律神經平衡

3　活化免疫系統

由此可知，哭泣其實非常有益身心，不但能減輕壓力，還能提升免疫力，幫助我們常保身體健康，同時更有助於治癒疾病。

試著讓淚水順從地心引力流下來

相對地，當一個人勉強忍住哭泣的衝動時，又會造成什麼影響呢？忍住不哭時，人體會不斷分泌腎上腺素，而分泌過量的腎上腺素代表了人正處於交感神經亢奮且備感壓力的狀態。

也就是說，在「想哭」或「快哭出來」時忍住眼淚，反而會積累巨大的壓力，因此強忍淚水是非常不健康的行為。

感到痛苦或煎熬難耐時，流淚有助於宣洩壓力，因而我們可將哭泣視為是人天生的自我防禦反應，就能理解為什麼忍住不哭會對身心產生不良的影響。

「哭泣」能幫助我們發洩負面情緒，宣洩壓力。

此外，當人在觀賞電影、閱讀書籍或欣賞詩集，沉浸在作品氛圍而深受感動時，也會自然而然地流下淚水。像這種因感動而起的淚水也能夠減輕壓力、調整自律神經平衡，提升免疫力。透過這類主動感動、主動哭泣的「淚活」療法，便能起到療癒身心的效果。

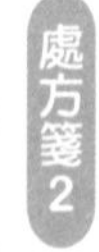 好好睡覺

我的人生至今為止，發生過幾件令我相當衝擊的大事，尤其是二十年前的一場交通意外，如今我仍記憶猶新。

當時我正行駛在被雪覆蓋的高速公路上，路面非常地滑。雖然那時候的我已經注意到車輛有「打滑」的危險，並放慢速度小心駕駛，可是就當我準備過彎時，方向盤卻忽然失去了控制。

碰地一聲，我的車猛然撞向了護欄，於是我趕忙下車查看，結果發現車頭部分已經撞得面目全非。

「啊啊，這感覺沒辦法修了，看來只能報廢……」

當時我正在返鄉的路上，於是處理完事故後，我便按著預定安排回到老家。到家後，我的腦中不時閃過千頭萬緒。「怎麼會發生這種事……」「要是我開車再小心一點，就不會發生這樣的意外了……」「一百多萬的車就這樣撞爛了……」「我怎麼這麼蠢！」「我一定是在做夢！」種種想法使我陷入了焦慮的漩渦之中。

就在這時，我的母親對我說道：「你稍微去睡一下比較好吧？」

於是我便聽從建議，好好地睡了三個小時，醒來後我不但感到神清氣爽，而且不可思議的是，先前那些震驚、否認、後悔、自責、憤怒的情緒，全都像沒發生過一般消失無蹤。不僅先前的「負面思考」全都不見蹤影，我的想法也轉為積極的「正面思考」。

我的腦中開始浮出「雖然發生車禍，但我連一點擦傷都沒有，真是萬幸。」「只是個人意外，沒有把其他人也捲進來，真是太好了。」「幸好當初有投保，之後還可以請領保險金。」等等正面的念頭。

由此可見，**睡眠不僅能恢復體力、消除疲勞，還具有「整理記憶與情緒」的效**

果。即使只是短短一個晚上的睡眠，也能幫助我們整頓紛亂的記憶與糾結的情緒，使我們能重新以客觀的角度看清自己目前身處的狀況。

就算睡前被煩躁的情緒所支配，大腦不得安寧，但只要睡上一晚，大多都能獲得一定程度的緩解。

因此，當你遇到任何震驚或大受打擊的事故，「睡覺」是非常有效的因應方式。

睡眠不足的全面反撲

話說回來，當一個人太過焦慮而「無法入眠」時，身體又會發生什麼變化呢？

首先，睡不著會使得交感神經持續處於亢奮狀態，即使在夜間，身體也依舊保持在「戰鬥模式」。

交感神經處於優位，會導致自律神經無法切換，副交感神經無法作用，不但身體無法消除疲勞，還會導致免疫力低落，自癒力也無法發揮功能。

其次，強烈否認的「憤怒」情緒，會促使人體分泌腎上腺素，讓交感神經更加亢奮。**「睡眠不足」又會讓這個情形更加惡化，結果便陷入了無論早晚身體都處於**

「戰鬥狀態」的惡性循環中。所以睡眠不足的人，會更容易生氣，也會備感焦慮。

透過睡眠調節身心，有助於人體從交感神經切換到副交感神經，恢復到平穩的狀態，因此我們絕對需要養成「睡眠充足」的習慣。

日本國立精神神經醫療研究中心曾做過一項研究。研究實驗中將受試者分成一天只睡四小時和一天睡八小時兩組，並請受試者連續五天維持相同的睡眠習慣，最後實驗人員再透過影像診斷，檢查這些受試者們大腦的活動狀況。

這項實驗的結果顯示，受試者們的大腦對於「幸福事物」的反應沒有差異，可是在面對「恐怖事物」時，與八小時組相比，四小時組的受試者們的杏仁核反應會更為活躍。

從這項研究可知，**睡眠不足同時會導致大腦更容易產生不安或恐懼的情緒**，由於杏仁核易興奮，所以人也比較容易受到「情緒反射」的控制。

我建議各位在面對罹患疾病等精神上遭遇巨大衝擊的事情時，至少要先確保自己依然保有充足的睡眠，否則因杏仁核的興奮所導致的壓力反應，會更加劇心理的不安與焦慮。

當你連續好幾天失眠時，可試著慢慢改善一個個會影響睡眠品質的不良生活習慣，如此一來便能睡上一個好覺。而這些不良的生活習慣，包含了接觸藍光刺激（滑手機、玩遊戲、看電腦、看電視）、接觸強光、飲酒、從事令人亢奮的娛樂（玩遊戲、看電視、看電影）、吸菸等，建議在睡前兩小時內應該避免從事這些行為。相對地，在睡覺前的兩小時保持心情放鬆，或是做一些輕鬆悠閒的活動，則有助於改善睡眠品質。

我在《大腦精神強化大全》（ブレインメンタル強化大全，暫譯）一書中，有詳細提到具體改善的方法，建議各位不妨讀一讀。

然而，假若你改善生活習慣，卻還是一直為失眠問題所困擾的話，可能還需要安眠藥的幫助。

焦躁、不安、恐懼等情緒會影響睡眠品質，而睡眠品質不佳又會加劇憤怒、不安與恐懼的情緒。在這樣的惡性循環下，人便會陷入精神困境中。因此當你感到強烈的憤怒、焦躁時，首先最應該做的就是確保充足的睡眠，只要做到這一點就能穩定情緒。

處方箋3 試著向外求助

在「孤獨」與「憤怒」的背後，通常藏著「希望痛苦能被人理解」的渴求。

而當一個人脫口說出「我想一個人待著」的時候，其實內心裡大多是強烈地希望有人能理解自己的心情。雖然看起來矛盾，但其實這與國小男生會喜歡捉弄、欺負自己喜歡的女孩是一樣的心理。人有時候就是會忍不住做出一些與心底想法相反的行為。

嘴上說「不要管我」的人，其實心底想的卻是「請幫幫我」；嘴裡說著「你才不懂我」的人，其實是很希望「自己的心情能被人理解」。

因生病的恐懼與不安所造就的否認心理，會使人無法如實說出「真正的心聲」，所以當我們聽到有家人、朋友、熟人或職場同事說「不要管我」時，應該要將這句話解讀成「求助」的訊號才是。

日本人不僅在生病時，甚至在生活或職場環境中遭遇困難時，也難以吐露出糾纏內心許久、讓自己痛苦不堪的真實想法。之所以會有這樣的現象，不只因為日本人從小接受「不能說喪氣話」、「就算痛苦也要努力克服」這樣的道德教育，還受到了

「應洞察他人內心」這樣以心傳心的日本文化所影響。

想要變得坦承，就需要鼓起勇氣，說出內心深處的話語，試著向他人開口「請幫幫我」吧！

「請幫幫我」也許是一句令人感到害羞且難以啟齒的話，但其實這句話並不如你想像中那麼可恥，尤其面臨分秒必爭之際，這句話的分量就顯得十足重要。

只要你鼓起勇氣說出「請幫幫我」、「請為我做點什麼」，心情會頓時變得十分輕鬆，並帶來如釋重負的釋懷感。其實，當患者能說出「請幫幫我」、「請為我做點什麼」後，他們的病情都會以驚人的速度好轉。

再從被求助的一方來看，聽到有人求助時，其實一般人都會想要伸出援手。再者，這一句神奇的話語還能深化患者與醫生之間的信賴關係，也能讓患者自身更快地接受疾病。

第3章的總結

- 停止抱怨！抱怨無助於身體康復。
- 深呼吸，並記得要花15秒慢慢吐氣。
- 在筆記本上寫出所有「憤怒」與「負面情緒」！
- 不要只分「喜歡」或「討厭」，還要加入「普通」的判斷基準。
- 想哭時不要隱忍，「哭泣」有助於宣洩壓力。
- 感到煩躁時，先睡上一覺，睡眠能幫助消除憤怒與焦躁的情緒。
- 主動尋求幫助。只要說出「幫幫我」，他人便會伸出援手。

第4章

「接受」不美好的自己，就是邁向康復的一步

從「否認」到「憤怒」，再從「憤怒」走到「接受」

千尋與被「接納」的無臉男

由吉卜力工作室製作、宮崎駿執導的動畫電影《神隱少女》，故事裡描寫了所有「治癒」的本質。

以下就讓我們來分析這部電影中，千尋與造訪湯屋的孤獨客人——無臉男之間的關係。

千尋與無臉男，是在千尋工作的湯屋的中庭相遇。

當時無臉男孤零零地站在中庭裡【孤獨】，於是千尋便對祂說：「我把這扇門開著。」就這樣，千尋把無臉男招攬進了湯屋。

進入湯屋後，無臉男便開始揮霍金錢大吃大喝，態度簡直旁若無人，但隨後身體愈變愈大的無臉男逐漸失控。

後來被湯屋推出去應付無臉男的千尋，不但拒絕了無臉男的金錢，還冷淡地對祂說：「我覺得祢回家比較好。」結果無臉男爲此大發雷霆，抓狂地追著千尋滿湯屋跑。【憤怒、他責】

逃出湯屋並坐上盆舟的千尋，乍看之下拋下了無臉男，可隨後她又忽然回頭對追上來的無臉男喊道：「我在這裡。」而一度暴跳如雷的無臉男，則是在追逐千尋的過程中，彷彿洩了氣一般變回原本的模樣。

接著，無臉男順從地跟著要去找錢婆婆的千尋，兩人一同搭上海原電車，雖然無臉男臉上的表情依舊，但此時的祂渾身洋溢著祥和感，讓人感受安逸的氛圍。

為什麼抓狂失控的無臉男，一出湯屋就忽然變回了原本的姿態，帶給人彷彿受到療癒後的祥和感呢？

無臉男之所以會有這樣一百八十度的轉變，正是因為祂的心境從「否認」轉變為「接受」。起初以為自己被千尋接受的無臉男，在送出去的東西一再被拒絕後，覺得自己被千尋拋棄了。祂無法接受千尋那句冷漠的話【否認】，而這種伴隨否認的強烈「憤怒」使無臉男開始抓狂暴走。

爆發的無臉男在發洩完怒氣後稍微冷靜了下來，而就在這時，千尋向祂招手並說道：「我在這裡。」

穩定下來的無臉男這才發現，先前千尋的拒絕其實是要祂「冷靜」的意思，於是才坦然地接受了千尋的愛與關懷。

我們從這段劇情可以看出**無臉男受到千尋的治癒**。在與千尋會合時，無臉男一定有感受到千尋「接受」祂；而在無臉男被千尋接受的同時，祂也接受了自己心中的「負面情緒」。兩者在電車中建立了相互治癒、相互扶持的關係【建立治療同盟】。這就是從否認到接受的變化。

在這之後，前往錢婆婆家的無臉男還主動幫忙錢婆婆做事，進一步來到了第七章「貢獻他人與感謝」的階段。

可以說，《神隱少女》裡屬於無臉男的故事，刻劃了從「否認」到「接受」，再到「治癒」的普遍模式。

撲滅內心的「憤怒」之火

「信賴」、「資訊」與「時間」這三件事，能逐漸緩解人對於疾病的不安與恐懼。至少與得知生病當下的強烈震驚相比，經過一段時間與醫生建立起信賴關係，並且透過提問與解答獲得更多的資訊後，大多數的人都能以更冷靜的態度，重新看待自己的疾病。

接受、接納疾病，這就是「接受」的狀態。**「否認」是與疾病鬥爭的階段，而「接受」則是來到停止與疾病鬥爭的階段。**

當患者身處在接受的狀態當中，不安會轉化成安心，緊張的心情也能夠卸除警備鬆弛下來，心境變得十分平穩。原先因否認而引發的「憤怒」、「焦躁」、「反抗」、「敵對」等等諸多負面的情緒，也會像是被淨化一般煙消雲散，這種感覺也可以用「詛咒解除」來形容。

治癒疾病，最重要的就是要先接受疾病。

把疾病視為敵人，逃避就醫治療的患者能康復嗎？答案是不能。我們首先要直面「自己生病了」的這個事實，才能冷靜地思考。當你能做到這點，就代表你已經「接受」疾病，並做好治癒疾病的準備。

接受疾病，繼續往前走的四道風景

接受疾病，打開病癒的轉機

當患者進入「接受」階段時，人的心境會起各種各樣的變化。以下就來說明接受疾病後，究竟會發生什麼樣的明顯變化。

1　心靈變得輕鬆

首先，患者的面部表情會率先產生改變。如妖魔鬼怪般猙獰面龐，會變得如菩薩臉孔般慈祥。以往帶著愁眉苦臉的面容也時常洋溢著笑容，而原本精神緊繃、身體緊縮的姿態也能夠紓解開來，變得泰然自若。

從「否認」到「接受」的過程，是停止「鬥爭」所引發的變化。**人的心理會從「戰鬥模式」轉變成「和平模式」**。這時人不再感到「不安」，心理狀態也變得「安心」又沉穩。

也就是說，一旦你能夠接受發生在自身上的一切後，心靈會變得十分輕鬆。

2 治療的意願提升

進入「接受」階段後，患者的治療意願也會跟著改變。

雖然處於「否認」階段時，患者也會有「想治癒疾病」的心情，不過這個階段的患者對治療大多是抱著比較消極、保守的評價，比如會擔心「這個藥物會不會有副作用」等。

然而，來到「接受」階段時，患者對治療會抱持較多正面的言論，像是好奇「這個藥物會有多少效果」、「最近有多少患者吃了這個藥而康復」等。而本來經常需要家屬提醒否則就會忘記吃藥的患者，也會開始找方法提醒自己要按時服藥；原本預約回診卻沒有如期現身，或是經常遲到的病患，也都會變得準時，甚至有人會比預

來到「接受」階段，此時會有的反應

* 最近不再一直想著生病的事。
* 比起完全治癒疾病，更重視能盡快回歸公司與社會。
* 知道生病並不是「公司的錯」、「家人的錯」或是「自己的錯」。
* 現在想一想，發現生病前的工作方式或生活習慣，有太多勉強自己之處。
* 認為生病已是過去式，開始好好考慮未來。
* 覺得主治醫師和護理師對自己很照顧。
* 認為家人正在幫助自己。
* 對朋友或同事的體貼感到開心。
* 最近會開始想要從事之前想嘗試的「興趣」或「活動」。
* 會想與朋友見面喝個茶。
* 發現病情與以前相比，已有所改善。
* 覺得過去鬱鬱寡歡的自己很傻。
* 開始覺得上醫院是件快樂的事。

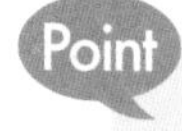

只要「接受」就能變得輕鬆

約時間提早前往醫院等候叫號。另外，也有許多患者會發自內心認為上醫院是一件開心的事。

在接受的階段，患者也會更注意醫生說的話與建議，並努力實踐。比如每當我建議患者晨間到戶外散步時，患者原本總是找藉口說辦不到，可是當他們願意接受疾病後，便會開始安排時間，實際遵循我的建議，努力改善生活習慣，回診時還會向我分享：「早上散步很舒服呢。」

不只如此，有些患者原本連醫院發的疾病小冊子都不願意讀，在這個階段也會主動上書店購買有關自身疾病的書籍，回診時也會針對閱讀時遇到的問題提問，認真地學習疾病相關的知識。

3 覺察的能力，提升自我洞察力

來到「接受」階段後，人會發覺許多事物，自我洞察力也會提升。換句話說，這個階段的患者能夠更客觀、更冷靜地觀察自己。

「自我洞察」與「接受」就像車子的兩個輪子，相輔相成。當自我洞察力提升，個體就愈容易進入接受的階段；而當個體能夠接受時，憤怒、恐懼、不安等情緒隨之消退，於是又能更冷靜地洞察自我，接受的速度也就進一步地加快。

4 忽然發覺「病情正在好轉」

疾病康復的過程有點像在登山。當你在爬上坡時會覺得非常辛苦，每跨一步都十分費勁，根本沒有餘力好好靜下心欣賞風景。

你會為了攀登而竭盡全力，一邊低垂著頭看著跨出的每一步，一邊繼續拚命往上爬。可是，當你決定稍息片刻，並且抬起頭環顧四周時，你會忽然望見一大片美麗的風景。

疾病的康復就是這麼一回事。

當你拚命攀登時，你並不知道自己究竟爬到了哪裡，這就像你不太清楚自己的病已經好到什麼程度。可是當你爬到一定高度，心裡開始有些餘裕能看看周遭環境時，你便會忽然發現，原來自己已經爬到了一個風景優美、視野絕佳的高度。

據說一般在爬到山的七、八成左右時，會出現這種豁然開朗的體驗。這是為什麼呢？原因很簡單，因為此時你已經能看到「山頂」了。

哪怕你沒能目睹山頂的真貌，也能感覺到自己已經來到了相當高的地方。而在遠眺的同時，內心也清楚知道離山頂已經不遠，因此人會為之振奮並產生勇氣，攻頂的步伐也變得輕盈許多。

生病也是如此，當你意識到時，通常病情已忽然好轉不少。

相信每一位正在閱讀本書的各位，一定也會遇到讓你產生這種想法的瞬間。

如何從否認「轉換」成接受

接受即「轉換」

我曾有幸與腦生理學家、也是日本血清素研究第一人的有田秀穗先生會面，當時我向他請教：「如果把『接受』的階段對應到腦內物質，您覺得會是什麼呢？」

有田先生馬上回答：「是血清素。」

「血清素在大腦中具有『轉換』的功能，如果血清素不足，人便無法轉換思考，會不斷在同一個想法上鑽牛角尖。如果大腦中的轉換能順利進行，應該就能順利從否認來到接受的階段。」這是他提出的看法。

這段對話中頻繁出現的「轉換」是什麼意思呢？舉例來說，就好比當你在擠滿人的沙丁魚電車中被旁邊的人踩到腳時，大家應該都會想罵對方「這該死的傢伙沒長眼睛嗎！」可是大部分的人都能忍下這股衝動。這是因為在感到憤怒的瞬間，大部分的人也都能理性地意識到：「電車很擠，被踩到也是沒辦法的事。」

人體大腦結構中，是由「前額葉」控制本能的「情緒反射」，而「血清素」則是轉換時所需的大腦傳遞物質。

可是當人罹患憂鬱症時，前額葉的控制功能會變得低落，血清素分泌量也因此較少，而這會導致杏仁核陷入持續興奮的狀態，進而引發「情緒失控」。也就是說，正是因為血清素不足，人會經常感到煩躁或容易生氣，不安的念頭也總是在腦中揮之不去、如影隨形。

另一方面，當人長期處於壓力之下時，前額葉的功能也會變差，同樣會導致血清素下降，於是人便無法順利轉換心情。

活化血清素的簡單訣竅

那麼，我們又該如何重拾「轉換」的力量呢？

前面說明過，轉換功能差的原因在於血清素不足，因此我們需要做的就是活化血清素的分泌。而要促成血清素的分泌活化，共有以下三種方法。

1 多曬早晨的陽光

2 規律的運動

3 多咀嚼

人的身體機制，主要是在上午製造血清素，所以這三件事最好能在上午或是一起床就執行，會更能發揮良好的效果。

因此，能同時達成「多曬早晨的陽光」與「規律的運動」這兩個條件的「晨間散步」，就是提升血清素非常理想的生活習慣。建議各位在起床後的一小時內，挪出大約十五到三十分鐘的時間，培養到戶外快走散步的習慣，如此就能充分促進大腦內血清素的分泌。晨間散步結束後再吃個早餐（咀嚼），就能夠使血清素的分泌達到最完善的狀態。

然而，突然要強行轉變生活模式執行早上三十分鐘的散步，可能對不少人來說有點難度，尤其對於早上狀態不佳或是憂鬱症患者來說其實並不容易。

因此我建議，**一開始也可以先走個五分鐘或十分鐘。如果抽不出時間悠閒散步的話，哪怕只是曬曬太陽也行。**只要養成這個習慣，上午應該就能感到身心舒暢了。晨間散步能夠提升血清素濃度、改善心情，並有助於穩定情緒，而且這個習慣還能提升「轉換」能力，加快從「否認」切換到「接受」的進程。

轉換是每天每刻的進程，不要焦急！

從「否認」轉換到「接受」，並不是某一天忽然就發生的事，而且轉換的過程也會依病情輕重或個人因素，而出現長短的差異，有可能需要花數週到數個月的時間慢慢推進。

這中間的過程比較像是否認度慢慢減少，接受度慢慢增加的感覺。就好比電台主持人介紹一首曲子並接續播放時，人聲會慢慢淡出，音樂音量則逐漸變大，最後才完全切換成音樂。

從否認、接受到感謝的過程

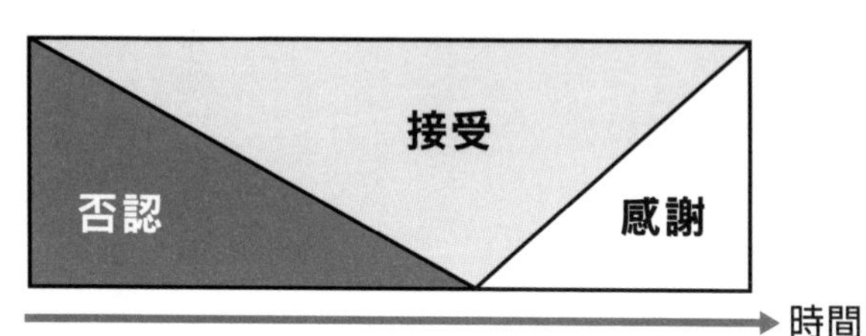

隨著時間推移，否認逐漸遞減，接受則不斷遞增，之後又會轉變成「感謝」（參照第7章）。

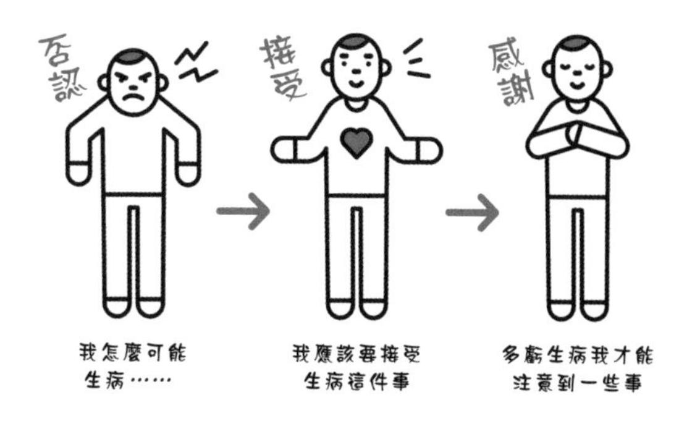

Point
接受不會突然發生，而是一點一滴慢慢推進

再者，以個人感覺來說，比起「轉換」或許以「轉變」這個詞描述會更精確。只要好好實踐先前所說的血清素活化法，以及下一章將介紹的接受方法，某個時刻你一定能發現自己已經脫離了「否認」階段，正在逐漸轉變成「接受」的狀態。

所以「不要焦急」很重要。**只要好好接受治療、改善生活習慣，自然就能轉換成「接受」的狀態**。愈是焦急愈會感到不安，這樣反而是繞了遠路。

第4章的總結

- 接受疾病，只要這麼做，所有狀況都能好轉。
- 不要焦急，積極治療並改善生活習慣，自然就能「接受」。
- 「憤怒」與「不安」不過是生病的過程，只要接受它，就能獲得改善。
- 活化血清素的分泌，就是治癒疾病的開始。
- 養成晨間散步的生活習慣。愈堅持這個習慣，愈能改善情緒和病況。

第5章

學會「表達」自我，脫離情緒本能的泥淖

當治療走入原地踏步的時候

沒有「一直線」朝康復前進，也無須沮喪

從否認到接受的過程並非一條筆直的道路，途中也必然會伴隨高低起伏。

榮獲奧斯卡金像獎四項獎項的《王者之聲：宣戰時刻》（*The King's Speech*），不僅是一部優秀的人物傳記電影，更是精彩地刻劃了一個人克服疾病的經過。我想以這部電影為例，進一步說明什麼是「原地踏步」。

英國約克公爵喬治六世（由柯林・佛斯飾演）從小患有口吃，雖然他接受過多位名醫的治療，但症狀依舊沒有改善。後來喬治抱著最後一絲希望，找上了在街頭巷

尾深獲好評的語言治療師——萊諾（由傑佛瑞・洛許飾演）

在第一次的診療中，喬治認爲「醫生這個治療方法不適合自己」、「行不通」，於是拒絕了回診。【否認】

但後來喬治回放治療時他朗讀的聲音，驚奇地發現自己居然沒有結巴，在震驚之餘，喬治下定決心要接受萊諾醫師的治療。

兩個人正式展開治療時，喬治與萊諾醫師會一起活動身體，有時還會唱唱歌。隨著這樣每天不間斷的特殊訓練，治療效果也逐漸顯現。

然而某一天，當喬治和身爲王儲的哥哥發生爭執時，他又出現了嚴重的口吃。本以爲病情已經有所改善，結果自己又在重要時刻犯病，喬治爲此意志消沉。【原地踏步】

隨後，又由於兄長的離婚爭議，喬治很有可能必須繼承王位，而當喬治正在爲此事感到心煩意亂時，萊諾醫師對他說道：「我認爲你能夠繼承王位。」可聽聞此言的喬治卻非常憤怒：「你眞是個糟糕的傢伙，治療就到此爲止了。」拋下這句話，喬治與萊諾醫師就此訣別。

可最終，皇室依舊決定要讓喬治繼承王位。

在對王室相關人員發表演說的重要場面，喬治又再次出現口吃失態的狀況，發現病情看起來依然沒有進展的喬治感到非常焦慮。【原地踏步】

就在絕對不能出錯的加冕儀式前，喬治親自拜訪了萊諾醫師並登門道歉。兩人互相敞開心扉，終於在此時建立了眞正的「治療同盟」。【接納、接受】在經過一番猛烈的特訓後，喬治成功完成了加冕儀式，而他們兩人的信賴關係也變得更加緊密。

而後，由於希特勒蠻橫的行徑，英國與德國之間將爆發戰爭。英國緊急決定以廣播的方式向全國大眾發表宣戰演説。這是宣揚國威的重要時刻，絕對不允許有任何閃失。

在演説開始前一刻，喬治對萊諾醫師説道：「無論結果如何，我都由衷地感謝你。」【感謝】

最終在萊諾醫師的幫助下，喬治完美地完成了一場精彩絕倫的演説，成爲一位深受人民信任與敬重的國王。

這部電影，是改編自英國國王喬治六世克服口吃的真實故事。

劇中每當喬治覺得自己的「口吃」好像有好轉跡象時，狀況又會突然變壞；再次感覺似乎再度好轉時，病情又再次惡化，這樣的情形不斷反覆上演。

從治療開始到順利完成演說，經歷了一段相當漫長的時間。就算喬治已經以積極的態度面對治療，但他的病情依舊時好時壞，有好長一段期間改善都不如預期。

像這樣疾病要好不好的狀態，就稱為「原地踏步」。

終點其實就在眼前

雖然脫離「憤怒」階段後，人在精神上會變得較為穩定，但是疾病終究沒有那麼容易康復。

治癒的過程中，很多時候都是時好時壞，病情總會經歷一再「原地踏步」的窘境，在你煩惱怎麼感覺都好不了的同時，一點一滴地慢慢好轉。

「為什麼我明明這麼努力，卻一直無法康復呢？」這種感覺彷彿走在一條永無止盡的幽暗隧道中，令人心生徬徨的同時，也會產生就算一直走下去也沒有前進的錯覺。這樣的情形就是「原地踏步」。

然而，即使此刻還沒有看到終點，但你確實已經離隧道的出口愈來愈近。當你陷入原地踏步的瓶頸時，請把此時的感受想成這代表「終點近了」。

話說回來，患者本人可能會沒有察覺，哪怕主觀症狀已經恢復近百分之八十，但由於還沒到頂，所以本人只會焦急地反覆思索著：「自己怎麼還沒好？」甚至也有不少患者會認為「這個醫生不行」、「這間醫院沒用」，而放棄治療。

好不容易只差臨門一腳卻這樣放棄了，我覺得真的很可惜。

明明自己一直在努力，但病情卻總是時好時壞……這個「原地踏步」的階段，總會在臨近終點時出現。只要了解這一點，你便會知道「病情反覆不前」正是離終點不遠的徵兆。

康復的路不是筆直一條線

接下來，請各位想像攀登山岳時的情景。

如果把登山的路線設計成最短距離的直線，並不代表那就是一條好爬的道路。我

來到「原地踏步」階段，此時會有的反應

* 病情時好時壞，症狀沒有改善。
* 和昨天相比，好像一點也沒有進步。
* 治療開始已經過了好幾個月，症狀卻一點都沒有好轉。
* 不安地心想：「到底什麼時候才會好起來？」
* 心中湧現疑問，覺得：「我明明到現在都這麼努力接受治療，為什麼好不了？」
* 為了病況的一點變化，時喜時憂。
* 不知道還要繼續回診（或住院、服藥）到什麼時候。
* 有沒有什麼突破現狀的辦法呢？

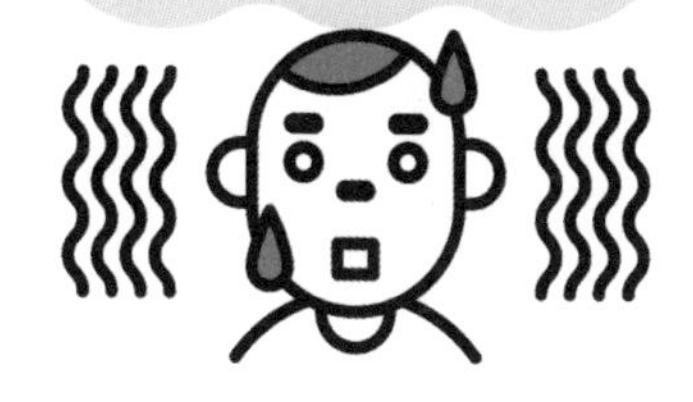

Point 原地踏步不是惡化，反而是正在康復的徵兆

們所見的山路，通常都是一條蜿蜒曲折的道路，唯有道路愈迂迴曲折，坡度才會愈平緩愈好爬。

「治癒疾病」就像登山，過程不是一條筆直的路。這條路途不但蜿蜒曲折，還有高低起伏，即使有時你會覺得自己好像正在繞遠路，甚至倒退不前，但其實你都是持續慢慢地靠近山頂。

有時患者會大肆抱怨「吃藥出現副作用」，然而藥物本來就有一定的機率會伴隨副作用產生；也有案例正是因為受副作用所擾而換了藥，結果新的藥更有療效，反而因此順利康復。

像這樣接受藥物治療，乍看之下好像在繞遠路，但藥物確實是你不用就不知道能不能見效的治療方法。有時就是多虧了副作用的提醒，才能儘早發現不適合的藥。不過，要是患者認為「會開這種有副作用的藥，這樣的醫生絕不能相信」，並下定決心換醫院的話，那麼治療程序又得重頭來過一次了。

再者，如果患者沒有把之前去過醫院的事，或曾服用過的藥物告知下一位醫生，醫生很可能又會開出類似的處方，而患者又得因副作用再痛苦一次。

疾病康復的形式

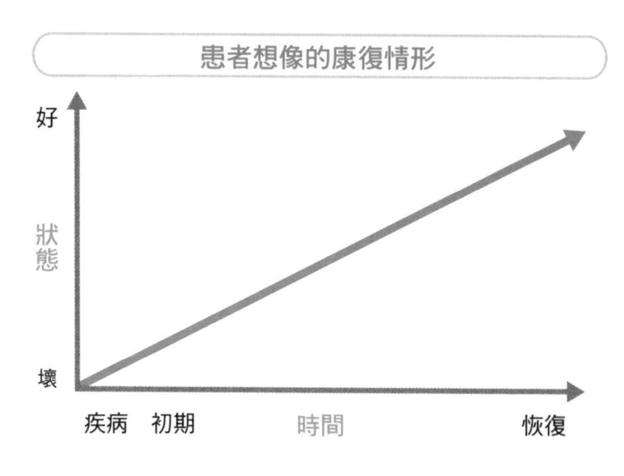

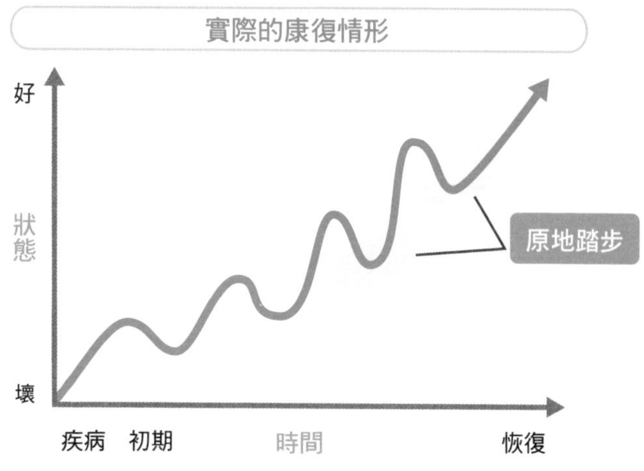

Point

疾病康復的過程不是一條筆直的路，而是一波三折

邁向治癒的道路總是起起伏伏，在蜿蜒前行的同時，遇到下坡（症狀惡化）也是常有的事。有時症狀看起來好像出現惡化，但這並不是你的錯，也不是醫生或藥物的錯，而是疾病一般的康復過程。

可是無法承受這些曲折的人，很容易因為小小的症狀變化，時而欣喜時而憂慮，擔心地想：「啊～好像惡化了，怎麼辦？該怎麼辦？」然後便會自行停止正在服用的藥物，甚至也有人乾脆就不去醫院了。這麼一來，好不容易開始有點起色的病情又會重新回到原點。

在治療的過程中，雖然症狀會時好時壞，也會陷入「原地踏步」的停滯期，但這些過程絕對不是件壞事。

甚至可以說，**停滯期是治癒疾病必經的過程**，我們應該將其視為治療有所進展的證據。只要了解這點，各位就不會因為一點小變化就惴惴不安，也能以更積極的態度面對治療。

沒辦法只好試試看，這個想法能助你跨出一大步

「絕對辦不到」也能轉變成「能做到」

正在治療憂鬱症的F（約三十歲，男性）過著晚睡晚起的生活，有時就算他醒了也會窩在棉被裡賴床。很明顯地，F最需要的就是規律的生活。

於是我對F說：「你要不要試著早點起來，然後到附近散步一下？」

但是F卻秒答：「我辦不到。」

我仍繼續建議道：「走個五分鐘、十分鐘也行，或是到附近的公園坐坐也可以。曬曬上午的太陽能活化血清素的分泌，晚上也比較容易想睡，這樣你就能調整成規律的生活了。」

然而F卻提高音量反駁：「就說我辦不到。就算早起，我也感覺身體十分疲憊，根本什麼也做不了。醫生你根本就不了解我的狀況！」

之後在每兩週一次的診察中，我連續三次建議F應該做晨間散步，但他總是馬上回答自己「辦不到」，於是我就不再建議他要去散步了。

可三個月後，F到院時的表情變得非常開朗，整個人精神奕奕。「你狀態看起來很不錯呢！」我對F說，而他則回道：「醫生，早晨散步很舒服呢。」

原來最近他開始實行晨間散步後，不但上午的狀態變得很好，晚上也無須安眠藥就能入睡。

我感到既驚訝又欣喜，F起初分明是那麼地抗拒散步，沒想到他居然還記得我三個月前的話，而且自行養成了早起的習慣。

其實，我在看診時很常遇到類似的情況。

患者們原本嘴上都會說「無法」、「辦不到」或「不想做」，無論什麼建議都予以否決，可他們總會在不知不覺間偷偷開始執行我給的建議。又或者總處於生氣、抱怨等否認狀態下的患者，會忽然間彷彿變了一個人似地，變成願意遵循醫生建議的優等生。

F的行為之所以會有這麼大改變，是因為他經歷了「討價還價」（Bargaining）的過程。

一句話就能突破原地踏步！

從「否認」到「接受」的過程中，患者會忽然開始認知到積極地面對治療，而這個過程就是「討價還價」。

即使這實際上可能牽涉到某種「契約」或「約定」，比如患者答應醫生會回診或服藥，但本書在這裡把患者的這種心理變化稱為「討價還價」。

起初患者會反抗醫生、不願治療，而不斷反抗的結果就是無法治癒疾病，甚至導致病情惡化【原地踏步】。此時患者這才開始意識到自己必須有所行動。也因此患者對治療的態度會開始產生變化，比如會說服自己「沒辦法，我來試試看醫生之前的建議吧。」「沒辦法，我試著好好吃藥吧。」「沒辦法，用自己的方法行不通，只好來試試醫生的方法吧。」等等。

這句「沒辦法，我來嘗試○○吧」，就是「討價還價」的心理表現。

在F覺得「沒辦法，差不多該試著晨間散步」的瞬間，「原地踏步」的停滯狀況便能有所突破。

通常在初診或得知生病的一段時間過後，患者便會進入「討價還價」的階段，而此時醫生與患者之間的信賴關係也能有所提升。患者會出現類似「這個醫生感覺好像可以相信，我稍微嘗試一下他的建議好了」等的想法，並開始認真地面對至今一直在逃避的治療手段。

這個階段的患者，已不太會對疾病感到強烈的不安或憤怒，擔心與焦慮的情緒趨於穩定，心情也變得比較平靜。再加上患者能夠抱持「這一定有效」的心態積極服藥，所以藥效也能好好發揮效用。

在跨過「討價還價」的階段後，症狀便能一口氣獲得改善。之前「原地踏步」的狀態彷彿不曾發生過一般，開始朝「康復」的終點做最後的衝刺。

來到「討價還價」階段，此時會有的反應

❶ 沒辦法，我來嘗試○○吧
- 「沒辦法，我來試著好好吃藥吧。」
- 「沒辦法，我來嘗試實踐醫生的建議吧。」

❷ 若再不○○，好像不太妙
- 「若再不好好服藥好像不太妙。」
- 「若再不認真治療好像不太妙。」

❸ 好像真的是這樣
- 「醫生（護理師）的話，好像也有道理。」
- 「這個醫生說不定意外地可靠。」
- 「看來只能在這間醫院接受治療了！」
- 「看來只能接受這個醫生的治療了！」

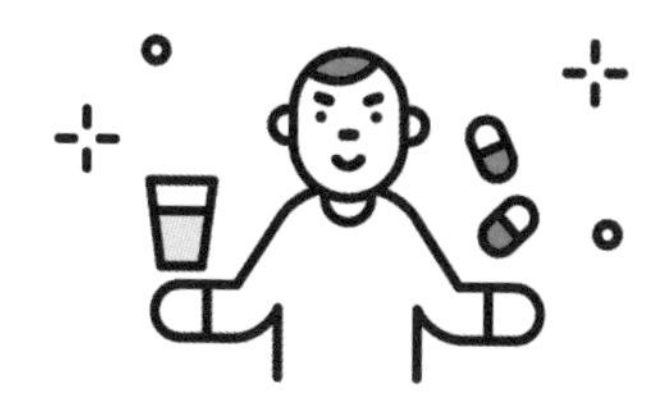

Point

如果感覺有能做的事，就去嘗試吧！

「討價還價」有三個階段

仔細觀察「討價還價」的過程時，可以發現會經歷以下三個階段。

1 接受疾病

在這個階段，患者已能坦然地接受自己生病的事實。

這時患者不僅接受了「診斷」，也接受了「疾病」。從這個瞬間開始，患者能夠冷靜且沒有偏見地正視「疾病」，不再逃避或執著與疾病對抗，也不再出現情緒化的言行舉止。

這個狀態也可以說是患者停止「對抗疾病」，並從「情緒反射」的本能過渡到「思考控制」。

2 接受治療者

到達這個階段後，人們便能冷靜地判斷出做什麼才是最好的選擇。

在進入討價還價的階段時，患者和治療者（主治醫師）已經見過幾次面，所以應該也開始會對這位治療者萌生信賴感。

雖然一開始患者多半會抱持「這個醫生不行」或「這個醫生沒問題嗎」等懷疑，總是在尋找治療者的「缺失」，可是一旦進入這個階段後，患者便能逐漸發掘出治療者好的一面（尋找「優點」），例如覺得「這個醫生其實很親切」、「說明意外地很好理解」等。

隨後，患者就會產生「想跟著這個醫生一起想辦法克服疾病」或「我就跟定這醫生了」等正面的念頭。就在醫生和患者的信賴關係加深的這個瞬間，「治療同盟」也就此誕生。

患者會發現一直視為「敵人」的醫生其實是自己的夥伴，也是最可靠的後盾。

接受治療者，即是停止對抗醫生的階段。在到達這個階段後，患者就會在心中默默自我宣示：「我就在這間醫院治療吧！」

如果患者在面對「請好好吃藥治療」、「請確實回診」等醫生的各種提議時，能夠打從心底接受，就代表患者完全度過了「討價還價」階段，並進一步向前邁進。

3 接受療法

當「治療同盟」建立後，病也會好得更快。

在接受疾病、治療者與療法後所服用的藥物，簡直就有如「魔法藥」般，能發揮意想不到的效果。

當人放棄鬥爭的瞬間，人體本身的自癒力也就能發揮作用。過去因鬥爭心態而被困在牢籠中的自癒力便能獲得解放，自由地展翅翱翔。

於是，病情便能夠一口氣大獲進展。

危機就是轉機！——重大事件或失敗是跨越的契機

我在第三章作為「孤獨」實例介紹過的K女士，後來還發生了一段小插曲。

七十幾歲的K女士，由於失智症的惡化，導致獨居生活出現了困難。

於是我偕同公衛護理師拜訪K女士家，試圖說服她請照護人員到家來照看，但卻遭到她堅決地拒絕。

因此我決定改變戰略。

「因爲患者目前處在孤獨的心理狀態，我們不要太著急，再等等看。等失智症進一步發展，生活出現問題後，屆時她一定會需要幫助。我相信不遠的日子裡應該就會出現能跨越『討價換價』的機會。」

然而這個機會來得出乎意料地早，就在我訪問K女士三個月後的某一天，K女士因用火不愼釀成一場小火災，所幸鄰居及早發現，只有廚房稍微燒焦而已。之後，我和公衛護理師再次拜訪了K女士的家。

由於引起火災，K女士顯得意志消沉，於是我對她說：「幸好只是一場小火災，但您應該也很擔心會再發生一樣的事吧？我們讓照護人員來幫忙查看狀況，並幫您做家事跟打掃，這樣您也比較安心吧？」

K女士聞言後默默地點了點頭。之後照護人員每週會拜訪K女士家兩次，而她的生活也不再出現任何問題，過得十分順利。

多虧了這場小火災，才讓原本一直拒絕接受幫助的K女士與醫生之間產生跨越

「討價還價」關卡的機會。

諸如此類的「重大事件」或「重大失敗」，通常都會成為轉變的契機。因為當患者一旦「失敗」、「搞砸」後，往往會心生內疚，認為自己也負有責任，可是這樣的想法卻也會進一步摧毀「自己沒有生病」、「我全都能自己來」、「我不需要任何人幫助」這些堅持的根據，導致患者心生動搖，於是也就有萌生了跨越「討價還價」的機會。

當一個人脫口說出「我不需要幫助」時，其實在那個人的心底，一定悄悄存在著「希望有人能來幫助我、救救我」的想法。而在發生「重大事件」或「重大失敗」後，「希望有人幫助我」的心情會愈發強烈。

希望各位醫療人員都能好好理解患者當下所處的心境，並在最適合的時機給予必要的協助。

跌入谷底的體驗——失去一切才幡然醒悟

接下來說一則一名酒精成癮患者的故事。

雖然我建議這名患者戒酒，但他卻會找各種藉口，諸如「我沒喝那麼多酒」、「我才沒不是酒鬼」、「健康也沒什麼問題，沒事的」等【否認】，對我的建言不屑一顧。後來他因為酒精成癮而丟了工作。失業在家後，他的酒喝得更兇，使得原本全心支持他的妻子再也無法忍受，帶著孩子離開了家，可他依舊沒有打算戒酒。

再更後來，他的身體變得破敗不堪，幾乎無法進食，可是此時的他依然沒有停止喝酒。直到某天他因吐血送醫，並被診斷出肝硬化併發食道靜脈瘤破裂時，他整個人已陷入瀕死狀態。

他不僅失去了工作、家人、生活、健康，最後甚至還差點丟了性命。失去一切曾經擁有的東西並跌落谷底後，這名患者終於意識到「別無他法」，這才下定決心要戒酒。反過來說，正是因為這跌到「谷底」的經驗，才讓他痛下決心。

這裡我想再舉一部電影作為例子。《燃燒鬥魂》（*The Fighter*）這部讓演員克里斯汀・貝爾榮獲最佳男配角的電影，情節是根據真人真事改編。主角是一名因染毒自毀前程，如今只能沉湎於過去的知名拳擊手狄奇，狄奇的弟弟米奇則是一名腳踏實地練習的拳擊手，目標是世界冠軍。劇情描述了這兩兄弟間的手足之情，也刻劃藥物成癮患者跌落谷底的體驗。

故事中，弟弟米奇朝著冠軍目標努力不懈，而他的哥哥——過去知名的拳擊手狄奇則是他的教練。

然而狄奇染上毒癮，不只是練習，甚至連重要的比賽他都會遲到或缺席，且總是惹事生非，事後都是靠母親幫忙善後才勉強搞定一切。

兩人原本是一對相親相愛的兄弟，可某天米奇終於受不了狄奇不負責任的行徑，在與哥哥斷絕關係後，他決定離家出走尋找新的教練，繼續爲他的冠軍夢努力。可就算失去了摯愛的弟弟，狄奇依舊沒有戒掉毒品。

最終，狄奇因暴力事件鋃鐺入獄。無論是過去的榮譽、與弟弟的手足之情還是生活上的自由，狄奇失去了一切。

可是有一天，米奇來到監獄探監，兩人最終達成了和解，而狄奇也終於下定決心要徹底地戒毒。

這部劇情描述的，正是一個「跌到谷底」的體驗。

疏失、嚴重失敗、重大事件、人生危機等危急時刻，會成為跨越「討價還價」的機會，讓治療出現轉機。

「言語」和「表達」，將助你跨出自我設限

學會表達就能康復

跨越「原地踏步」與「討價還價」的關卡後，我們又該如何抵達接受的階段呢？以下我將以「接受處方箋」的形式，介紹相關的方法。

接受處方箋1 表達

第二章我曾提到「語言訊息」的重要性，將情緒化成言語能抑制興奮的杏仁核，並控制情緒本能反應。

而與語言理解一樣重要的事，是將自己的心情或情感用言語表達出來，比如向他

人訴說或寫成文章等，將情緒化為言語，這麼做能更有效地消除「不安」。就好比孩子在打針時會大喊「好痛、好痛」，這個喊叫的行為其實有著非常重大的意義。

有一項心理實驗將受試者分成兩組，一組可以在打針時喊出「好痛」，另一組則是默默忍受疼痛，結果發現喊痛組與忍痛組相比，疼痛感居然緩解了五分之一。可以說**光是表達「疼痛」的情緒，就能舒緩「疼痛」造成的壓力**。

另外還有一項研究，調查了情緒表達與乳癌之間的關聯，結果顯示壓抑情緒表達會提高乳癌的發生率，甚至還會加速病情惡化。與善於表達情緒的女性相比，隱藏情緒、不擅表達的女性罹患乳癌的風險較高，而且這個傾向在負面情緒方面尤為顯著。而已罹患乳癌者若壓抑負面情緒，還會導致症狀加速惡化。

反過來說，將情緒化為言語表達出來不但能預防疾病，還能預防病情惡化。

癌症末期的患者，往往都要經歷筆墨難以描述的痛苦，但就算是這麼強烈的苦痛也能通過表達來獲得緩解。美國有一位臨床醫師南希・摩根（Nancy P. Morgan）針對位於華盛頓癌症醫療中心的癌症重症患者，特別施行了寫作訓練（writing exercises），結果獲得相當重大的成果。

這種訓練施行的方式非常簡單，就是讓患者在二十分鐘內，寫下「癌症改變了你們哪些地方，你對於這些改變又有什麼看法」的答案。

在訓練結束後，有百分之四十九的參與者表示「自己對生病這件事有所改觀」，還有百分之三十八的參與者認為「自己面對現況的心境有了變化」。在所有受試者之中，又以年輕的患者和近期剛被診斷罹患癌症的患者，接受這項訓練後的成效特別鮮明。

就連罹患癌症這樣沉重得令人難以想像的壓力與絕望，也能透過書寫的「表達」獲得緩解。

接受處方箋2 寫日記

表達的方式多種多樣，「日記」便是一種能簡單自我表達的方式。最近也有許多人會在社群網站或部落格上寫日記來抒發心情，像這樣在網路上寫日記也是個不錯的方法。

「日記」就是在一天結束後，記下當天發生的大事或所思所感。有寫過的人就會知道，寫日記就是一種抒發，寫完之後會感到心情十分舒暢。

透過寫日記，將自己的情感與思考向外釋放，便能放下心中背負的重擔，從煩惱中掙脫出來。

更進一步說，日記絕對具有「療癒」的效果，因為精神醫學的心理治療就有一項「日記療法」。

這種療法經常用來治療精神官能症、憂鬱症、酒精成癮症或藥物成癮症等病症。治療的流程是由患者先在日記裡整理、記錄每天發生的事件，並寫下對該事件的感覺或想法，然後交給主治醫師，而主治醫師在看完後則會寫下建議並交還給患者。感覺有點像患者與主治醫師之間的交換日記。

患者能透過寫下自身的行為與心情來審視自我，而主治醫師則能從日記中擷取錯誤的思考方式或行為，並在面談時與患者討論，使患者能更進一步地洞察自我，同時進行反思。

日記療法可說是非常有助於促進自我洞察的治療法。

主動學習包括傾聽克服疾病者的前人經驗，能幫助我們想像恢復的過程，還能大概定位自己現在正處於哪個階段。

大約在七年前，我去爬了富士山，而在那之前的一年我也有去爬，所以是連續兩年都去爬富士山。然而令我驚訝的是，第二次的登頂過程比第一次輕鬆了很多。由於我已經有一次攀登的經驗，所以很清楚哪裡比較崎嶇難爬、哪裡比較陡峭，或是哪裡有登山小屋可以休息，因此我能完美地拿捏自己的步調。

第一次登山時，我會對接下來的路程產生許多有的沒的想像，像是「接下來的路不知道會如何？這種險峻的路會持續到什麼時候？等一下的路會不會比現在還要更陡峭難行？」因為不斷浮現這些問題，我讓自己感到很不安。

在此我想說的是，**治癒疾病就好比登山**。如果能詳細了解登頂的路途，不但能迴避危險，還能以更輕鬆、更安全的方式攀登，**而克服疾病者的經驗，就像是登山時的地圖**。

如果你罹患了憂鬱症，就可以找已克服憂鬱症的人所寫的書、疾病奮鬥記或筆記來閱讀。你應該能從中讀到類似「從一開始出現症狀到就醫後開始服藥，然後因藥物副作用或藥物無效而換藥。隨後在家人的支持下獲得勇氣，病情也逐漸好轉，不但能開始出門散步，與人見面也不再感到痛苦。最後花了約一年的時間，終於戰勝了憂鬱症」等內容。透過這類書籍，能讓你以閱讀一個故事的方式來了解從生病到克服疾病的「過程」，並觀察自己現在大概是在哪個階段。

是否了解治癒的過程——也就是康復的方式，會對治療產生天差地別的影響。

舉例來說，如果是憂鬱症患者，我會推薦《阿娜答得了憂鬱症》這本漫畫（中文版由高寶代理出版，二〇〇七年）。作者細川貂貂觀察自己得了憂鬱症的「阿娜答」（日文的「丈夫」之意），並將他的狀態以兼具「笑料」的詼諧漫畫來呈現。而讀不下書的人，我建議不妨可以看看由這本漫畫改編而成的電影《阿娜答有點Blue》（二〇一一年上映），由宮崎葵與堺雅人主演。

各位也可以前往大型書店的醫學分類區，你就能找到數十本疾病奮鬥記或筆記，各位可從中挑選內容與自己疾病、症狀相符，同時又令你感興趣的一本來閱讀。

倘若你是住院治療，你就可以向快出院的患者詢問克服疾病的經歷，從克服疾病的學長姐口中吸收大量寶貴的經驗。

或者你也可以選擇參加各地舉辦的疾病自助團體或病友會，或是克服疾病者的演講與講座。只要上網搜尋「克服癌症　演講」、「克服憂鬱症　演講」這些關鍵字，就能獲得許多資訊。

現場聆聽演講會比閱讀帶來直接的影響力，不但能讓人具體地想像治癒的過程，還能為正在煩惱「疾病難以康復」的你帶來莫大的勇氣。

接受處方箋4　為症狀打分數

每當我看診時問起「您覺得狀態如何」這道問題，有些患者會以最痛苦的形容詞連珠炮似地回答，諸如「糟透了」、「我完全無法忍受」、「超爛」、「簡直令人想死」等等。

於是我試著換個方式對這些患者提問：「如果說最壞的狀態是零分，能健康生活的狀態是一百分的話，你覺得你今天是幾分？」

結果患者的回答是「十分」。我對這個答案感到有些驚訝，本以為患者會馬上回零分。

「如果不是零分的話，就不是『糟透了』或『超爛』呢。」我說道，結果患者也附和：「是也沒有到那麼糟啦。」

神奇的是在那之後，原本總說「今天真是太糟了」的患者，開始從「二十分」提高為「三十分」，而後又好轉到「七十分」。

即使原本主觀評價是「超糟糕」，但只要為狀態打分數，改以數值化呈現後，人便能客觀地觀察自身，並且發現實際上自己的症狀正在逐漸改善。

此外，在把自己的症狀數值化時，請一定要把它們「記錄」下來。

如果不記錄，就失去了數值化的意義。透過紀錄才能回顧，透過紀錄才會發現原來與一個月前的狀態相比，自己確實有在慢慢前進。

在一天結束後，請回顧當天發生的事件，並以一百分為滿分來評價自己這一天的狀態，然後持續地在筆記本或手帳上記錄。另外我建議也可以把那一天發生的事一併記下。

持續記錄自己的心情與狀態，能從中獲得許許多多的資訊。比如「本以為病情一點也沒有改善，但其實三個月前的狀態更糟糕」，或是「外出後的隔天狀態會比較不好」等細微的發現。

只要把每天的心情與狀態用數字來記錄，任何人都能自行察覺症狀的改善與變化。這些數字紀錄能幫助我們實際感受到狀況有在一點一滴地好轉，而既然已經脫離了「原地踏步」的階段，那麼離終點相信也就不遠了。

接受處方箋5　常保笑容

笑對於處理「孤獨」、「憤怒」也是個很有效的方法。可是，突然要患者從日常開始保持笑容，幾乎可說是不可能的事。

雖說心情缺乏餘裕時，人可笑不出來；但有時笑這個行為，反而能讓心靈產生餘裕。

當人從「否認」階段踏入「接受」階段時，心理上會產生一些餘裕，這時我就建議可以試著刻意地「展露笑容」。

根據最近的研究，笑能產生各種各樣的效果（參照第177頁）。笑能促進大腦分泌多巴胺、腦內啡、血清素、催產素等被稱為「快樂激素」的荷爾蒙，這些物質都有益身心健康。相對地，笑也能對皮質醇等壓力荷爾蒙的分泌發揮抑制效果，因此也有助於緩解壓力。就結果來說，笑不但能提升免疫力、緩解疼痛、改善各類疾病，還有助於提升記憶力，可以說只要「展露笑容」就能獲得數不勝數的健康效果，真可謂是「一笑」治百病。

日本有句諺語「笑口常開福自來」，而就腦科學的角度來看，先人的智慧確有其道理。

只要展露笑容，人體就會分泌快樂激素多巴胺，為我們消除至今感受到的「痛苦」。而與「愁眉苦臉」相比，笑臉迎人也較容易與他人交流，有利人際關係的發展。也就是說，笑容能有效促進溝通交流。

其實，最重要的是臉上帶著微笑，也就是刻意「製造」笑容，比如用嘴咬著免洗筷，據說只要像這樣以物理方式使嘴角上揚，大腦就會分泌快樂激素。換句話說，即使是「製造笑容」或「笑容訓練」，也能夠與一般的笑發揮同等效果。

有意識地常保笑容，就能使痛苦變得輕鬆愉快。

在邁向「接受」的過程中，人會逐漸願意敞開心房，開始想與他人交流。

起初「只想一個人待著」的孤獨心理會逐漸開放，產生「想與他人聯繫」、「想與他人見面」等想法，這是症狀正在改善、痊癒的重要徵兆。

當你產生這樣的心情時，不妨漸漸增加與人見面的機會。如果你是住院治療，可以邀請朋友、職場同事或親戚來探病，或者先從回覆累積已久的信件與訊息做起。「我很寂寞，請來探望我」這句話或許有點難以啟齒，但利用信件或訊息等文字往來，就意外地能順利溝通，比如你可以告訴對方「自己最近狀況有比較好」，於是對方也能順勢接球：「那我找一天去探望你吧？」

如果病症沒有發展到需要住院，則可以找朋友出外吃個午餐，或喝個茶聊聊天，這些互動能為你帶來治癒的效果。

與人見面後，你便會發現「原來大家這麼擔心我」、「職場的同事也都在關心我的近況」，了解到自己並不孤獨，也沒有被孤立。而在實際感受到他人的支持後，這份與他人的聯繫會產生很大的癒效。

笑容的效果

❶ 提升免疫力

- 活化能殺死癌細胞的自然殺手細胞（NK細胞）。
- 提升大腦中腦內啡的濃度，同時提升免疫力。
- 「笑」能促使人體從交感神經切換到副交感神經，偶爾笑一下能調整自律神經的平衡，提升免疫力。

❷ 緩解壓力

- 降低壓力荷爾蒙皮質醇。
- 透過放鬆，活化血清素的分泌。
- 只要展露笑容就能減輕壓力，而感到壓力時，也能更快調適過來。

❸ 緩解疼痛

- 笑能促使大腦分泌鎮痛物質腦內啡。只要笑15分鐘，對疼痛的容許度便能提升10%。

❹ 對各種身體症狀的效用

- 笑能使血管擴張、降低血壓，有益心臟健康。
- 笑能抑制血糖上升。
- 效能緩解便祕。（可調整自律神經平衡，並增加腹壓）

❺ 提升記憶力

- 笑能抑制皮質醇，減少海馬體神經元的損失，進而提升記憶力。
- 笑能增加腦波中的α波，使人進入放鬆狀態，提升專注力、記憶力。

❻ 感到幸福

- 笑能促進大腦分泌幸福物質多巴胺與快樂物質腦內啡，因此人會感到快樂、幸福。
- 笑口常開的人，30年後的幸福度較高。

❼ 思考模式變得正面積極

- 上揚嘴角、展露笑容，能使思考變得積極。

❽ 療癒他人

- 展露笑容不只能促使自己分泌催產素，也能促使他人分泌催產素，因此笑臉迎人還能療癒他人。

❾ 長壽

- 總是笑容滿面、眉開眼笑的人，與不笑的人相比，壽命多7年。

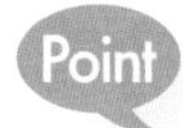

「展露笑容」非常有益健康

據說能充分獲得周遭人的支持並培養許多社會關係的人，會更有能力從挫折中重新站起來，壽命也比較長。此外，也有許多科學數據都顯示，「和他人的聯繫」有利於疾病的康復。

有項研究顯示，在心臟病發作後的六個月，有獲得情感上支持的人與沒有的人相比，存活率高了三倍之多。還有另一項研究調查發現，有參與乳癌互助團體的患者和沒有參加的人相比，術後的壽命多了兩倍。

這些結果都證明了「周圍人的支持」以及「與他人的聯繫」對壽命的影響力，和吸菸、高血壓、肥胖、定期運動等因素的影響程度可說是不分軒輊。

當我們透過與他人的聯繫，感受到被關懷的體驗時，大腦便會分泌催產素，又稱為「情感荷爾蒙」。催產素具有治癒的效果，能降低血壓、放鬆心情，還能提高免疫力，對健康十分有益。「有社交」的人較長壽，「孤獨」的人則容易生病且較短命，這個現象的原因可能就與催產素的分泌有關。

綜上所述，與他人建立聯繫能治癒我們的疾病。尤其是精神疾病，想改善病況就必須放鬆心情，而具有高度放鬆效果的催產素應能產生莫大的效果才是。

不只是人，與寵物相處也能促進催產素的分泌，「寵物治療」就是活用此機制的療法。這個療法能療癒住院高齡者的孤獨感，而且患者在與寵物建立友誼的同時，還能培養出安心感。另一方面，照顧寵物還能提高自我效能（Self-efficacy）。更有報告指出與寵物互動會產生許多效果，比如能減輕安寧病房患者的不安與失落，提升他們的幸福感，或減輕有強烈抑鬱傾向者的憂鬱傾向，甚至還能提升情緒障礙或學習障礙兒童的自信心與自尊心。就算是無法順利與人交流的人，也能透過與寵物交流而獲得治癒的效果。

當你心裡強烈地感覺到「並不想與他人互動，也沒那個心情」時，就代表你還沒有恢復到「可以拓展交流範疇」的階段，這時候就不建議勉強自己與他人見面。畢竟，與他人碰面、談話其實非常消耗能量。如果勉強自己與人社交，即便只是邀請親友來家中探病，送走訪客後你依然會感到極度的疲憊。

不過，**當你浮現「想與人見面」的心情時，就代表你的病情已改善不少**。建議不妨在以不勉強自己為前提之下，慢慢地增加與家人、朋友、熟人交流的機會。

而當你也確實享受到與他人見面、聊天的開心時，大腦便會分泌催產素，因此在這個階段與他人交流就有助於改善你的病情。

總結前面所提到的處方箋，如果把「向人訴說」、「寫日記」、「書寫情緒」、「展露笑容」、「與他人交流」用一個詞概括，那就是——表達。

孤獨一人與疾病對抗無法改善病況，一個人忍受「煎熬」與「痛苦」的情緒也無助於治癒疾病。我們應該學會向他人訴說，將自己內心的想法釋放出來。很多時候我們能從與他人交流的過程中獲得療癒，心情也會變得比較輕鬆，而且這麼做還能幫助人們更客觀地審視自我。

「表達」還能進一步推動我們跨越「難以好轉」的階段，進一步邁向「接受」。以一句話總結，就是**「表達」能治癒疾病**。

第5章的總結

- 別因為病況的一點起伏，就時喜時憂。
- 以言語表達情緒，透過「訴說」、「書寫」的方式發洩出來。
- 寫日記，養成用言語表達的習慣。
- 閱讀疾病奮鬥記等與自己疾病相關的書籍。
- 以一百分為滿分，記錄今天的狀態有幾分。
- 展露笑容，為每天的生活增添歡笑。
- 多與他人交流見面，增加對話的機會。

第6章

EMOTION

有家人的「陪伴」，就能治癒疾病

CONTROL

我是病人的家屬，該如何與疾病共處呢？

家人的應對，導向不一樣的結局

在「孤獨」與「憤怒」等情緒所引發的否認階段，雖然患者本人也很辛苦，但最辛苦的應該是家屬。**雖說否認大多都能靠時間解決，但有時家屬應對方式的好壞，也會縮短或延長否認的期間。**

本章我將會說明在面對處於「孤獨」或「憤怒」等狀態而難以相處的患者時，周圍的人該如何應對跟處理。

我這裡提到的「周圍的人」主要是指患者的「家屬」，但我所介紹的應對方式在許多領域也都能應用，比如「職場相關人士」、「醫生、護理師等醫療相關人員」、

「社工或公衛護理師等區公所、公衛部門、公家機關人士」，甚至朋友或熟人等。

首先家屬最苦惱的就是患者不願就醫，並拒絕醫療上的援助。一旦陷入孤獨心理的患者不願敞開心房，疾病的治療就無法順利展開。

招呼三階段，打開緊閉的心扉

心理上強烈否認或抗拒的患者，會緊緊關閉心扉。因此我們首先要做的，就是鼓勵患者願意稍稍打開「心房」。為此，最重要的事情就是和患者「打招呼」。

假若仔細觀察精神科的住院患者並稍做分類，大致可以將他們經歷的狀態分為三個階段。

首先是剛住院的患者，就算我向這些人打招呼，大部分的人也都是沉默以對。這種「打招呼也不回應」的態度是第一階段。

當我繼續每天向患者說「早安」，患者也會在某一天忽然回應我「早安」。這種「會回應招呼」的情境就是第二階段。

這個變化的意義十分重大，代表患者已稍微敞開心房，並脫離了孤獨的狀態。

接著當患者的病情有所改善，且臨近出院時，患者會開始在我進入醫院的瞬間主動向我道早安，像這樣「自己主動打招呼」的狀態則是第三階段。

到了第三階段，就代表患者已經快要能出院。患者會主動地想與他人接觸，態度也變得正面積極，並從與他人的接觸中，獲得交流帶來的治癒。

從打招呼的反應，能清楚反映出患者的病況與心理狀態。

就算遇到一點也不願意敞開心房的患者，每天持續與他打招呼也非常有意義，只要每次見面都面帶笑容地向對方打招呼，患者總有一天一定會給予回應。

此外，打招呼三階段不僅限於患者，也適用於所有的人際關係。比如在職場上有人討厭你，但只要那個人還會回應你的招呼，就代表你們的關係還不到最糟糕的程度。此外，會積極和你打招呼的人，則代表那個人已對你敞開了心房。

不要著急！等待孩子破繭而出

在與陷入孤獨心理的患者接觸時，「時機」很重要。

許多人都是挑選自己方便的時間前去拜訪患者，或是在自己認為合適的時機點接近患者。可是這對患者來說，卻不一定是個「好的時機」。這麼說或許有點難理解，以下我舉個具體的例子來說明。

F同學是一位高中生，他已經把自己關在房間裡長達六個月以上，不僅不去學校也不外出。他的媽媽十分擔心，於是一個人來到醫院諮詢。聽聞狀況後，我便告訴她面對繭居族一般的應對與處理方式。

數個月後，我請這位媽媽轉告兒子：「如果哪一天感覺狀態還不錯的話，醫生希望你能去醫院一趟。」結果一個月後，F同學便跟著母親一起來到了醫院！我對此感到很驚訝，沒想到好幾個月足不出户的F同學居然會願意到院就診。

陷入孤獨狀態已有半年以上的F同學，可能是終於產生想「談話」的渴望，對於我拋出的問題，他拼湊著詞句，慢慢地回答。

我們經過約莫一小時的談話後，我對他說：「一個月一次也可以，你要不要開始回診呢？」

然而F同學卻強烈地拒絕回診。我想著這天他也是過了好幾個月才願意出門，而和我又是第一次見面，會拒絕也是理所當然的事。於是我改變作戰計畫。

「我的門診是週一、週三跟週五的上午。如果有什麼事，這些日子你都能來找我，我隨時都歡迎你過來。」

F同學聽了之後沉默不語。

但就在過了兩個月左右，某一天，F同學忽然出現了。

「我有了心情，想來和您談談我最近的狀況。」他說。

F同學的現身讓我嚇了一跳。畢竟當時對他說「請來找我諮詢」時，我其實是抱著姑且一試的心態，沒想到他這麼早就來了。

F同學最近已經能稍微外出，也能和家人一起吃飯了。在得知他的狀況大有進步後，我鬆了一口氣。

當我們愈是想打開對方緊閉的心扉，被強行撬開的那一方就會愈強硬地封閉自我。因此我們不應該以醫生、醫療相關人士、行政人員或家屬的時間點作為基準，而是要等待「患者本人」的時機到來，總有一天，患者一定會打開心房。

在那一刻到來前，最重要的是我們要先向患者展現歡迎的態度，表明「隨時都能接受對方找自己談話」，並在患者有所行動時，做好接住對方的準備。

重點是不要催促患者，「等待」的態度很重要。

雖然就人之常情來看，與患者的感情愈深，就會愈焦急地「想要治好對方」，而不小心太過努力。但是不要焦急、慢慢等待，光是做到這點其實也非常具有治療的效果。

寫給家屬的處方箋①不要與疾病和患者對抗

當家人處於「否認」的階段時

生病的患者不僅對醫生，對家人等周遭的人也都會表現出「否定」的態度。這時支持患者的家屬有一些必須要留意的事項。

接下來，我就來介紹三條家屬在面對「否認」階段的患者時，有哪些應對方法的處方箋。

否認階段的處方箋1 不要動搖

以前我曾負責治療一名男子A，他因自殺未遂被送上救護車，所幸並無大礙，但為了告知家屬病況，我請他的妻子B女士也一起來到醫院，並對兩人說明「A男得了憂鬱症」。

就在那一瞬間，B女士忽然崩潰大哭。

「為什麼事情會變成這樣？為什麼瞞著我到現在呢！」

B女士完全不知道丈夫深受憂鬱症所苦，所以在面對「丈夫因憂鬱症自殺未遂」的事實時，不禁哭了出來。

我至今都還記得當時B女士慌亂的模樣，以及A男滿臉「不知該如何是好」的表情。雖然已經是二十年前的事，但我仍記憶猶新。

像B女士這樣的反應很明顯是「情緒反射」的表現，應該避免在患者本人面前展現出來。畢竟，生病的患者，**本來就已經很不想讓家人擔心，造成家人的困擾**。

要是又撞見家屬哭泣或情緒崩潰的模樣，患者會怎麼想呢？想必會更加強烈地認定不能再讓家人更擔心、讓家人陷入更深沉的苦惱，於是就算狀態不好也不說，感到疼痛也不講，最後甚至選擇不和家人提及自己生病的事實。

表達是一種治癒的手段。但相對地，不說出「痛苦」、「艱辛」與「疼痛」，則會形成相當大的壓力，使得患者陷入隱忍、封閉內心的漩渦，加重患者的孤獨感。

可以說，家屬的動搖反應對於疾病的治療是百害無一利。

一旦家屬心生動盪，即使不透過言語，患者也都能夠感受得到，只會徒增患者的不安。

當然，患者病情惡化時，家屬一定免不了擔心，可是只要家屬能不要動搖、不感情用事，並冷靜地採取行動，就能消除患者的不安。

否認階段的處方箋2 不要焦急

「否認」通常會出現在患者身上，但有時家屬也會強烈地表現出否認心理。

比如家屬會堅持自己的小孩才沒病，或是無論如何都想要治好，而希望安排患者盡可能地到最好的醫院就診。有的家屬會懷疑：「這間醫院、這個醫生沒問題嗎？應該要到更大的醫院就診才有效吧。」甚至有人會質疑：「開這種會出現副作用的藥物，這樣的醫生不能相信！得換家醫院才行。」

我有時也會遇到明明患者有意願在這裡治療，但明顯動搖的父母或家屬卻對患者灌輸「這間醫院不行」、「這個醫生不行」、「護理師的態度一點也不親切」等負面的資訊，半強迫地希望患者能轉院。

患者和醫生之間好不容易才建立起信賴關係，卻因家屬的焦急心理，導致一切努力都功虧一簣。夾在醫生和家屬之間的患者，也會因此承受莫大的壓力。這麼一來別說是治癒疾病，甚至還會導致病情更加惡化。

當然，家屬的反應並不是基於惡意，正是因為家屬打從心底擔心患者，杏仁核才會過度興奮，而在恐懼與不安的情緒支配下，便無法做出正確的判斷。

患者大多會強烈地感到不安，要是這時家屬也跟著慌了手腳的話，只會徒然令患者跌入恐懼的風暴。這無疑是火上澆油的行為，最終只會妨礙疾病的康復。

如果家屬能保持穩定的心態，患者也就能飛速地康復。

否認階段的處方箋3　不要與患者對抗

在面對強烈否認且處於「憤怒」或「孤獨」狀態的患者，有時家屬、醫療或行政相關人員會不由自主地與患者對抗、角力，進而引發最糟糕的結果。

在此提醒家屬，患者並不是「敵人」，所以我們不該與患者形成敵對關係。

舉例來說，當醫生勸患者住院，但患者拒絕時，有些家屬會情緒化地抱怨：「你為什麼不住院？現在立刻給我住院！」結果患者和家屬之間爆發激烈的口角，但這些衝突只會令患者變得更加情緒化，「絕不住院」的念頭也變得更堅決，並且更強烈地抗拒住院。

因此，我們不應該與患者對抗。人體一旦進入戰鬥模式，在「憤怒」、「恐懼」、「不安」的支配下，杏仁核會變得十分活躍。作用在患者身上，會使他們變得更加固執，怎麼也不願意接受他人的建議。

而這樣的負面情緒也會進一步擴散而感染他人，當家屬或與患者接觸的相關人士同樣感到「憤怒」、「恐懼」與「不安」時，會對患者造成不良影響，使患者否認的情緒更加強烈。

說到底，**只需要讓患者感到「安心」，就能說服患者。**

在面對眼前的患者時，應採取平穩的態度，以能夠令人卸下防備、重獲安全感的話語和患者溝通。如果一次不行，就再等個幾天，三番兩次地不斷嘗試。

然而在溝通的過程中，家屬也要注意不能有「必須要為患者做點什麼」的支配心理，愈是想操控患者就愈是行不通。

我們不應對抗患者，只需要做到「陪伴」即可。只要能傳達這樣的心情，患者便會意識到你不是「敵人」，而是「夥伴」。這麼一來，患者便會感到「安心」。

治療的初期，家屬與周圍人的應對方式，簡而言之就是——不要驚慌。

不只是患者本人，家屬也不和疾病對抗，才是能讓患者最快康復的捷徑。

寫給家屬的處方箋②
放下對努力的執著

對白血病無能為力的我……

生病的患者，要經過一段時間才能從「否認」逐漸轉換成「接受」。在等待的期間，家屬又該怎麼做呢？本章將會介紹家屬該如何協助患者邁向「接受」的處方箋。

邁向接受的處方箋1　只需「陪伴」即可

當家人罹患癌症這類的重症時，大多數的人都會陷入「自己束手無策」的無力感之中，並且感到深切的自責和沮喪。

我推薦有同樣掙扎的家屬，可以看看《最後一次初戀》（*Restless*）這部電影。

雙親不幸在車禍中喪生而飽受創傷的少年伊納，偶然遇到一位名叫安娜貝爾的天眞少女，兩人很快就墜入了愛河。然而伊納知道安娜貝爾身患癌症，僅剩數個月的壽命。

日子過得生無可戀的伊納，過去總對「死亡」十分著迷，但在遇到安娜貝爾後，他的內心一點一滴地產生變化。他開始意識到「活著」這件事，並感受到「活著」的喜悅。

另一方面，面臨「死亡」逐漸逼近的安娜貝爾，則竭盡全力珍惜活著的當下。

電影中安娜貝爾那一點也不讓人察覺她患有絕症的無憂笑容，令人椎心刺骨。這兩名年紀大約是高中生的年輕人，最後又是如何接受「死亡」呢？在電影的最後六分鐘，我因淚水模糊了視線，沒能看清畫面。

隨著病情發展，安娜貝爾的壽命一刻不停地縮短。伊納對此束手無策，他只是待在對方的身邊，除了「陪伴」之外，他什麼也做不到。

發現自己沒辦法爲心愛的人做任何事後，伊納於是開始自責，憤怒也隨之爆發。

在看這部電影的途中，一段二十年前的記憶忽然鮮明地浮現在我的腦海裡，我想起自己曾負責過一名和安娜貝爾年齡相仿的女孩。

那是我成為精神科醫師的第二年。這位女孩是一位十六歲的白血病患者，她陷入憂鬱並想著要自殺，於是我開始為她做心理諮商。白血病一旦惡化，什麼時候離世也不奇怪，可以說當時她只剩下一年，甚至短短幾個月的壽命。

年僅十六歲的她，在這數年間反覆出院又住院，不但無法上學，也沒什麼朋友，這樣情況當然會陷入憂鬱。

當時的我一心想著「得替她做點什麼」，於是非常認真地傾聽她說話，雖然從她嘴裡說出來的，理所當然地淨是些負面的言詞。而我也跟她說了許多話，但顯然沒有半句話能激勵一個在垂死邊緣掙扎的女孩。很多時候我們也會彼此沉默不語，但我能做的就是陪伴她。

就在這算不上是心理諮商的治療持續約莫半年，某一天，明明那天是她要來看診的日子，我卻沒有收到她的門診病歷。

感到奇怪的我於是來到小兒科大樓，卻看到她的病床空空如也。

直到向護理師詢問後，我才得知女孩因病情急轉直下，在昨日匆匆離開了人世。

「明明上週還那麼有精神，而且她還笑了……」少女突如其來的死亡，讓我的心破了好大一個洞。

我有為她做了什麼嗎？是不是到最後什麼忙也沒有幫上呢？我感到十分自責，而這股無力感多年來一直烙印在我的心底。

然而二十年後，我一邊看著《最後一次初戀》這部電影，新的想法緩緩浮上心頭——雖然當時我所能做的只有「陪伴」，但其實只是「陪伴」就已足夠了！

當一個人面對「死亡」，身處莫大的孤寂之際，如果能有個人相伴左右，對那個人而言，僅此就已經是非常大的幫助了。

我還記得最後一次見到那位少女時，她對我展露了笑容，那表情如今也依舊深深地留在我的腦海中。「過去表情陰鬱的她，到後來已經能展露笑容，可見我的心理諮商也不是完全沒用。」我是直到二十年後，才終於能這麼改觀。

就連身為精神科醫生的我，都會因強烈的「無力感」而感到消沉，許多家屬想必會遭遇更深沉的無力感，感到加倍的消沉吧。

雖然我們會感覺自己什麼也做不到，或什麼也沒能做，但事實並非如此。

即使一句話不說也沒關係，陪伴在患者身邊是非常重要的事。只要有人能陪在身邊，患者就能感受到自己並不「孤獨」。孤獨是最為痛苦之事，因此陪伴對患者而言，就已經是最大的幫助了。

可是，雖說「陪伴」很重要，但相信很多人仍然不知道具體該怎麼做才好。以下我就來告訴各位五個具體的陪伴技巧。

大部分的人在陪伴時，往往急於拉近距離，容易因心理的距離靠得太近而導致對方感到不快。**雖然患者需要你的「陪伴」，但如果距離太近，不但會令對方感到疲憊，還會出現反抗心理。**

陪伴的一方覺得「稍微有點遠」的距離，才是最剛好的距離。

2 同理與傾聽

你不需要給患者「你只要○○就好」、「請○○」等指示、忠告或意見。**只需要同理和傾聽**，也就是不必多說什麼，只須聆聽即可。

當事人需要的不是「意見」，而是安心感。

3 比起話語，行為更重要

對患者而言，安慰的話是「多餘的關心」。當你愈是想要說些讓對方放心的話，實則愈造成反效果。你的笑容與沉穩的應對態度，就足以讓患者感到安心。

比起語言的溝通，非語言的溝通會更有效，也更有意義。

4 以開放的態度等待

雖然你急切煩惱著「現在就想要為對方做點什麼」，但很多時候患者本人的心情卻是「我現在什麼也不想做」。可是只要時機一到，患者終有一天會需要你的幫助。我們要做的，就是展現「若有困擾都可以找我談談」、「若有什麼事都可以給我打電話」的姿態。其實過一陣子後，有不少患者都會主動說出自己希望怎麼做。**「對方的時機」遲早會到來**，只是很多時候不是「現在」而已。

5 觀察

當對方沉默不語或話很少時，人難免會因為無法得知情緒而惶惶不安。這時我建議**不要透過言語，而是藉由「觀察」來獲得訊息**。

你可以試著觀察對方和自己在一起時，是感到開心還是困擾。此外，怎麼樣才是適當的距離與接觸頻率，也會從對方的表情和態度等非語言的訊號中展現出來。

有時候就算人嘴上說著「沒關係」，但其實內心卻已滿目瘡痍。因此仔細觀察語言以外的非語言訊號是件非常重要的事。

邁向接受的處方箋2　只花七成的心力看顧

既然其他什麼都做不到，那至少要在照顧上盡心盡力——有不少人都會抱著這種想法，竭盡全力地看顧或照護病人。可是當生病的期間一長，照顧的負擔也會變得十分沉重。

最開始的幾個月或半年可能還不成問題，然而當時間拉長超過一年後，人就會忍不住開始揣想「患者到底什麼時候才會好起來」，尤其像是照護失智症這類無法預見未來的疾病時，人們更會落入「這個地獄般的生活要持續到什麼時候……」的瓶頸，覺得自己彷彿永遠走不出幽暗的隧道。

人類雖然非常善於忍受「一定期間的痛苦」，可當面對看不到盡頭的痛苦時，人就會變得十分脆弱。

永無止盡的照護生活，最終很可能導致照顧者自我了斷的「照護自殺」，或照顧者殺死患者的「照護殺人」等悲劇。

我也時常遇到有人因長照罹患憂鬱症而前來求診的人們，我都會建議他們「照護只花七成的力氣」。

聽到這番話，許多人可能會反駁：「怎麼能這麼偷懶！」總是全力以赴的精神似乎已潛移默化為日本的民族性，無論做什麼事都會忍不住「用盡全力」，可正是如此才無法長久，還會讓自己患上憂鬱症。我的建議並不是要大家「偷懶」，而是希望大家能「拿捏自己的步調」。

照護就好比馬拉松。在最開始的一公里就全力衝刺的選手，接下來會發生什麼事呢？應該很快就會筋疲力盡，再也跑不動了。在奔跑時僅花七到八成的力氣，保持一定的精力，馬拉松就是這樣一項需要一邊調整步調才能繼續跑下去的運動。照顧病人也是一樣，若只顧著盡全力照護，不到幾個月身心都會燃燒殆盡，這就和在馬拉松最開始的一公里就全力衝刺是一個道理。

每週設定休息日，照護生活更減壓

A女士年約四十歲左右，全心照顧罹患失智症的岳父已有一年以上的時間，但她覺得自己再也無法堅持下去，而來到精神科求診。

A女士剛踏進診間，我就能感受到她正處於憂鬱的狀態裡，滿面愁容，看上去非常沮喪。

於是我建議她「照護只花七成的力氣」，並請她每週一次讓照護人員來幫忙。此外，我還告訴在照護人員居家到訪的那天，她不妨出門轉換心情。

於是照護人員開始定期拜訪她的家，而A女士也開始利用照護人員輪班的時間出門與朋友喝茶或逛街購物。一個月後，A女士回診時讓我嚇了一跳，因為進入診間的她滿帶笑容，模樣和第一次相比簡直判若兩人。她對我說道：「沒想到每週一次的外出，居然能讓心情有這麼大的轉變，我覺得是您那句『照護應只需花七成的力氣』拯救了我。」

A女士就這樣沒靠藥物，僅僅花了一個月的時間就完全從憂鬱狀態走了出來。

家屬常常會因為太過努力地照顧、看顧病人，導致自己也罹患憂鬱症，或是身體上開始出現疾患。

「陪伴」患者的家屬，就像是馬拉松的陪跑者，因此絕對不能全力奔跑。而只用七成的力氣奔跑，正是跑得更久並且跑完全程的祕訣。

第6章的總結

- 帶著笑容「打招呼」，就能讓對方敞開心房。
- 不要因家人的疾病而動搖、慌亂
- 即使家人的病情不見好轉，也不要焦急。
- 不要催促患者，應等待時機到來。
- 不要與患者對抗。不感情用事，不吵架。
- 什麼都不用做，只需要「陪伴」患者即可。
- 照護病人，只要花七成的力氣。

第7章

EMOTION

心懷「感謝」，就能治癒疾病

CONTROL

感謝的話，能帶來修復的能量

從「蠻橫」轉變為「感謝」

大約在我當上醫生的第七、八年時，我遇到了A先生。他是一位令我永生難忘的患者。

A先生患有雙極性疾患（譯註：通稱躁鬱症）。

他很少到院就診，通常都是他的母親來諮詢後，幫兒子拿藥回去。但A卻沒有好好吃藥，因此他的躁態也愈來愈嚴重。甚至出現了破壞家具等暴力行爲。

就在這些狀況持續下的某一天，A先生被他的父母帶到了醫院，於是我替難得過來的他做了診察。

然而，不論我說什麼，A先生一句話也聽不進去，還非常氣憤地喋喋不休。他不僅言語粗暴，渾身還帶著一種馬上就要揍過來的氣勢，依當時的情勢就算他忽然暴力攻擊他人也一點都不奇怪。

雖然我建議他住院，但他根本不能諒解。在別無他法之下，我只好透過緊急安置的方式安排A先生強制住院。對於這樣的處置，A先生當然是大發雷霆，在由數名男性護理師移送到住院大樓的過程中，他也不斷對我叫囂。

「你居然敢讓我住院，我要殺了你！」

剛開始住院的期間，A先生不但不吃藥，還會在醫院大樓內搗亂。可是隨著A先生逐漸敞開心房後，他開始願意按時服藥。

三個月後，A先生迎來了出院的日子。

我和幾名護理師一同目送A先生跟著母親步出醫院大樓，此時A先生忽然彬彬有禮地低下頭，對我這麼說道：「眞的十分感謝您。」

過去A先生行為總是十分蠻橫，態度也很粗暴，甚至在住院時對我出言恐嚇，整個人十分暴躁。但是在經過三個月的治療後，他的狀況已恢復到能說出「謝謝」等感謝的話。

因為這次的經歷，我不禁訝異原來人能有這麼大的轉變……。也是在那一瞬間，我更確認了**「感謝」與「治癒」絕對是連動的關係**。

罹患世紀絕症，卻支撐他多活七年

以下讓我們繼續來看看先前所介紹的電影《藥命俱樂部》的後續劇情。

主角羅恩・伍德羅夫得知自己罹患了愛滋，且壽命僅剩「三十天」。

爲了活命，羅恩前往墨西哥，購買在美國尚未獲得上市批准的愛滋病藥物。

因藥物症狀有所改善的羅恩想到要是走私這款藥物，之後再賣給大批的美國愛滋病患者應該能大賺一票，於是他決定開始做起這筆新生意。隨後羅恩便成立了「藥命俱樂部」這個會員制的愛滋病藥物買賣團體。

雖然羅恩最初的目的是爲了「賺錢」，但當他發現他賣的藥救了許多愛滋病患者，有許多人都是靠他賣的藥物在維生時，他的目的逐漸轉變成「助人」和「貢獻社會」。

不過，銷售未批准的藥物顯然是違法行爲，美國食品藥品監督管理局（FDA）因此盯上了羅恩。他們搜索羅恩的家，還查扣了所有藥物。

可即使如此，羅恩依舊沒有停止進口、販售這款藥物，他還會直接把藥贈給那些付不起費用的會員。就這樣，羅恩的資金愈來愈少，直到快要見底時，羅恩還打算賣掉自己的車來籌措資金。

無論身心多麼千瘡百孔，羅恩直到最後都沒有放棄。

爲了讓更多的愛滋病患者獲得藥物，羅恩甚至不惜與FDA對簿公堂，爲的就是讓這款尚未取得許可的藥物能獲得批准。他的所作所爲，都是爲了愛滋病患者們奮鬥不懈。

羅恩最後不惜犧牲自我，並竭盡全力替愛滋病患者爭取權益的行爲，眞的令人十分感動。

這部電影是改編自真實人物羅恩・伍德羅夫（Ron Woodroof）在得知自己來日無多，利用尚存於世的七年期間所發生的事。

明明「壽命只剩三十天」的男人，卻活了七年。

當時愛滋病幾乎沒什麼特效藥，一旦發病，通常不到一年就會離開人世。然而身患這種不治之症的羅恩，卻奇蹟似地多活了七年。

我認為之所以會產生這樣的奇蹟，是因為羅恩來到了貢獻他人的「感謝階段」。

表達內心的感謝，走上治癒的捷徑

當病情有所好轉，患者就會開始表達「感謝」。

患者不僅會感謝醫生、護理師等醫療人員，也會對支持自己的家人、朋友以及公司夥伴表達感謝之意，甚至還會對至今為止都視為「敵人」並與之「對抗」的疾病有所改觀，比如開始思考「多虧了生病，自己才有機會重新審視自己的人生，幸好有生這場病」。

當患者開始表達感謝時，病情會恢復得更快，並促使患者更快出院，回歸社會。

起初無視「招呼」的患者們，在經過一段時間後都會漸漸懂得表達「感謝」，在這之後他們的症狀就會飛速地獲得進展，至今我已診察過無數以這樣的形式康復的患者。

雖然「感謝的話」、「感謝的態度」通常是在病情好轉後才會出現，但感謝的行為能促使症狀進一步改善，幫助疾病痊癒。也就是說，**在向著康復最後衝刺時，自己表達「感謝」的行為也會形成一股助力。**

因此，我將康復過程的最後階段稱為「感謝階段」。可以說，進入感謝他人或表達謝意的感謝階段，正是治癒疾病的捷徑。

先康復再感謝，還是先感謝才會康復？

到底是「感謝」促使疾病康復，還是要等症狀先有所改善、精神上比較能輕鬆以待後，人才開始能表達感謝呢？

當我仔細回想A先生出院前的模樣時，我發現A先生的態度和表情是在快出院前的那段期間開始變得非常溫柔。本來對我的招呼大多沉默不語的A先生，在那時候也愈來愈常主動地跟我說早安。

我大致分析歸納，雖然一開始A先生明顯對我抱有怨恨、憤怒的負面情緒，可是隨著住院數週後，A先生應該是發現「沒辦法」，於是便開始服藥。服藥幫助他症狀出現了改善，不但心情變得輕鬆，煩躁的情緒亦煙消雲散。隨後A先生進入「感謝階段」，他開始能主動和人打招呼，而就是從這時開始，他的症狀飛速好轉，最終得以出院。

從A先生的例子，我們便能回答一開始的問題：究竟是「症狀先改善」還是「先表達感謝」才是呢？答案應該是「先表達感謝」。因為患者是在表達「感謝」後，症狀才進一步加速改善，最終邁向康復。

我曾在社群網站上發表過一篇文章，說明我對此的觀察與發現。我在文章中寫下「感謝就能治癒疾病，因此我們應積極地表達感謝」等相關內容，不過卻收到「病況不佳怎麼可能有心思感謝」的評論，然而，我認為這個意見很正確。

畢竟，我的意思並不是「就算病情很嚴重也要感謝」。**想要感謝，必須要經歷「否認→接受→感謝」的階段。**

「否認」狀態下的患者，滿心都煩惱著與疾病對抗，當然沒有心情感謝。這時候的患者只會意識到「自己」與「疾病」的存在，不會注意到家人或周圍人對自己的關心與擔心，要在這樣的狀態下懷抱感恩的心根本不可能。

當你內心浮現「怎麼可能有心情感謝」的反駁聲音時，就代表此時此刻的你還處於「否認」的階段。所以你首先要做的，應該是克服目前的狀態，並以下一個階段的「接受」為目標。如此一來，你便能看見周圍人的支持、愛情和友情了。

當你終於能表達感謝時，就能一口氣「治癒」疾病。

感謝階段發生的四個變化

「多虧……」這句話，使人變得積極

在這一節，我想更詳細地說明進入「感謝階段」後，患者會產生什麼樣的變化。

變化1 自然地對周圍表達感謝

進入感謝階段後，患者會自然地對周圍人表達感謝。比如醫生、護理師、諮商師或承辦醫院事務的人員，還有支持自己的妻子或丈夫、父母或孩子等家人，又或是關心自己的公司上司與同事、後輩，以及寄送鼓勵信或打電話來關心慰問的親朋好友。甚至有信仰者還會對神佛表達感謝。

患者會不自覺地對周圍人自然地說出「謝謝」、「多虧……」等話語。**「多虧醫師」、「多虧妻子」、「多虧藥物」、「多虧公司的幫助」等等，這句「多虧……」正是發自感謝的心情脫口而出。**

進入「感謝階段」後，人便會更常說出「多虧……」這句話。

變化2 對疾病懷抱感謝的心

若各位有機會閱讀克服各種嚴重疾病的患者手記時，經常可以看到類似下列的內容：多虧了這場病，讓我得以重新省視自己的人生。過去的我總以工作為重，過分忙碌的生活使我迷失了自我。多虧了疾病，讓我意識到應該要改變自己的方向，有生這場病真是太好了……。

能坦然說出這樣的話，就代表這個人已經來到了「感謝階段」的頂點。

「否認階段」的患者，會認為疾病是絕對無法容忍的敵人，更是必須要徹底剷除的厭惡存在。**然而這本該是敵人、除了「負面」形象再無其他的疾病，卻成了「值得感謝」的正面存在。**這正是真正的「感謝階段」才會發生的變化。

變化3 對生活抱持正面態度

「多虧醫生」、「多虧妻子」、「多虧丈夫」、「多虧疾病」、「多虧藥物」……，當人們發現自己受到許多人的幫助、支持與援助，才能好好地活到今日時，思考會變得非常「正向」，例如他們會下定決心「今後我要好好保重身體，還要珍惜著家人活下去」。

與過去充滿負面思考的「否認階段」相比，這樣正面的決意實在令人難以想像會出自同一名患者所感所想。

「痛苦」會變成「快樂」

「不安」會變成「安心」

「負面思考」會變成「正面思考」

「愁眉苦臉」會變成「笑臉」

「自我否定」會變成「自我肯定」

對他人「口出惡言」會變成打從心裡地「感謝」他人

不同層次的外在表現，都會像這樣變得正面而積極。這就是感謝的力量。

此時的患者，**人生目標不再是治癒疾病，而是活得更好、活得快樂，也不再為疾病所困，對疾病也消除了執著。**

當患者進入這個階段後，即使症狀、檢查數值可能多少還是存有異常，可是在心態上卻已非常健康，即便說「已經好得差不多了」也都不為過。

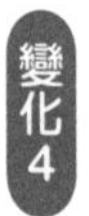

變化4 為助人而活

我曾在精神科住院大樓的會談室裡，見到快出院的患者正在教導剛入院的患者該如何適應住院生活。他們會向其他患者傳授自己克服疾病的方法，同時提供建議，比如感覺煩躁時該怎麼做，或是睡不著時可以做些什麼等等。

當患者處於「否認階段」時，完全沒有餘力考慮他人，然而正因為這些患者已經脫離了對疾病的執著，能冷靜地觀察疾病，他們才會產生「希望自己的經驗能幫到別人」的想法，並開始與他人分享自己的經驗。

此時已經超越單純的「感謝」，來到貢獻社會、貢獻他人的「利他」的階段。

例如深受酒精成癮症所苦惱的人們，會自發性地組織「戒酒會」或匿名戒酒會（Alcoholics Anonymous，簡稱ＡＡ）等自助團體。這些戒酒會或自助團體的主辦人（或領導者），通常之前也是酒精成癮者；而團體成員當中，也有些人曾經歷過終日飲酒而失去工作、失去家人，甚至散盡家產。

正是因為自己有過這些痛苦經歷，他們才會願意主動擔任戒酒會或自助團體的領導人，希望透過分享自己的克服經驗，好幫助其他酒精成癮症的患者。能做到這樣，代表這些人**已經超越了「感謝」階段，來到「貢獻社會」的階段**。

事實上，有非常多的人得以從「感謝」階段進一步往「貢獻他人」的階段邁進，畢竟，人們都希望自己的經驗能幫助他人。

志工活力滿滿的長壽祕訣

德蕾莎修女逝世時享年八十七歲。然而晚年的她依舊在世界各地奔走，激勵為疾病所苦以及生活貧困的人們，帶來勇氣。德蕾莎修女在世時總是精力充沛投入事業，一點也看不出來當時的她已高齡超過八十歲。

為什麼以服務為志業的人，能夠這麼精力充沛呢？

有個詞叫作「助人者的快感」（Helper's High）。**據說從事志工活動或助人事業的人們，與沒有投入這類活動的人相比，不但較有活力且精神亢奮**，而這個單字指的正是這種助人者會出現的狀態。

根據瑪麗・梅里爾（Mary Meryl）博士的研究，有從事志工活動的人與沒有的人相比，擁有較高的生活動機，身心也較有活力。由於前者能夠強烈感受到成就感與幸福感，因此罹患心臟病的機率較低，平均壽命也較長。由此可知「助人者的快感」是真實存在，且幫助他人的人確實會比較健康且長壽。

還有一項英國艾希特大學的研究曾分析了四十篇公開論文，結果從數據中得出從事志工活動者的死亡機率，比起沒有從事者低了百分之二十的科學性證據。而且這項研究還發現有從事志工活動者與沒有從事的人相比，抑鬱程度較低，生活滿意度、幸福度則較高。

此外，美國德克薩斯大學曾調查了三千六百一十七名受試者的心理健康狀態與從事志工活動的習慣，結果發現有從事志工活動者相對於沒有的人，較少反映出心理憂鬱，而且此傾向在六十五歲以上的年齡層中尤為顯著。

實際上，現在紐約有許多的精神醫療機構，都建議安排憂鬱症患者在自助團體中從事服務性質的活動。

其他還有更多數據也都顯示，志工活動不僅能改善身心的健康狀態，甚至可能是使人更加長壽的因素。

只要做到這件事，也能常保健康

美國密西根大學在一項「志工動機」與「死亡率」相關研究中發現，志願度愈高的人，死亡率愈低。也就是說，即使一樣是從事志工活動，如果出發動機是為了自己，比如想多和人接觸、不想獨自待在家裡、想逃避自己的問題或是想自我挑戰等，列舉這些理由的人不但死亡率沒有比較低，其他方面也與沒有從事志工活動的人並無差異。

從這項研究我們可以了解，**影響死亡率和健康的關鍵可能在於「貢獻他人」的精神**，而不是有沒有從事志工活動這個行為本身。

綜上所述，眾多資料都在在表明了有從事動機為貢獻他人的志工活動者，與並非出於此動機，以及沒有從事志工活動的人相比，有以下的特徵差異。

- **罹患心臟病等各類疾病的機率較低，平均壽命較長（身體上的健康）**
- **較少罹患憂鬱症，抑鬱程度較低（精神上的健康）**
- **身心更有活力，能更強烈地感受到成就感與幸福感（精神上的健康）**

因此我們可以得出，從事志工活動者，內心總是充滿「感謝」的結論。

「感謝」的效果有科學上的佐證

感謝有助於緩解疼痛

隨著近年來覺醒的腦科學不斷進步，有愈來愈多的研究結果都指出「心懷感謝的人較不容易生病且較長壽，從疾病中康復的速度也較快」。

根據一項感謝與「憂鬱」的相關研究，憂鬱傾向愈強的人不太會感謝周遭的人事物，而憂鬱傾向較弱的人則比較會去感謝。

感謝和憂鬱的關係就像是蹺蹺板，愈是感謝愈不容易沮喪，而陷入沮喪時則愈難有感謝的心情。

當人心懷感謝時，大腦會分泌腦內啡，阻絕疼痛的訊號。腦內啡的鎮痛效果相當於用於癌末等劇烈疼痛的嗎啡的六・五倍。

加利福尼亞的聖路易斯醫院曾讓沒有疾病或受傷等明確原因卻持續感到疼痛的患者，對值得感謝的事情以冥想的方式深深感謝，而在連續實踐四週後，患者的疼痛明顯獲得了緩解。

還有某項研究是將受試者分成「感謝組」與「不滿組」，接著實驗人員請感謝組在每週的最後一天各自列舉五件「值得感謝的事件」，不滿組則是要列舉「不滿的事件」，兩者都連續執行十週。

當十週後比較兩者的幸福感時，「感謝組」的幸福感比「不滿組」高出了百分之二十五。

此外，這項實驗還調查了受試者們的身體健康程度，結果發現「感謝組」不僅生病的狀況比「不滿組」少很多外，還多運動了九十分鐘。可見健康的心靈會促使人採取健康的行動。

可見對獲得的事物心懷感激能促進身心健康，還會使人變得幸福。

而在上述同一研究中，實驗人員還有在實驗期間向受試者們提問：「您是否有幫助他人或給予他人精神上的支持？」結果「感謝組」有多數人的回答都是「是」，而其中更有人表示有朋友說自己「變溫柔了」。

可見只要感謝，人就能自然地養成親切待人的習慣，周圍人也會感覺到你變成了一個溫暖且討人喜歡的人。

綜上可知，有諸多研究成果都顯示「感謝能治癒疾病」、「感謝有益身心健康」。

感謝的大腦物質——腦內啡

我認為大腦中有兩項重要的物質與「感謝」有關。

第一項是可視為腦內麻醉劑的「腦內啡」。

無論是感謝或者被感謝時，大腦都會分泌腦內啡。

雖然人在跑步、感受到劇烈疼痛或者吃到油脂、巧克力時，大腦也都會分泌腦內啡，但「被感謝」時，分泌量會特別地多。

腦內啡這種物質不僅能提升免疫力與身體修復力，人們還發現它能提高負責對抗癌症的NK細胞的活性，具有抗癌的效果。

此外，腦內啡還能抑制活性氧，愈是分泌身體狀態就愈好，也就是說我們會變得十分健康且精神奕奕。

不僅能治癒心靈，還能緩解身體上的疼痛。腦內啡簡直就是「終極的治癒物質」。而這也就是為什麼愈是感謝，我們會變得愈健康。

愛與親切的荷爾蒙——催產素

和「感謝」相關的另一項重要荷爾蒙是催產素，它是關乎愛、信任、親切感、親密感的物質。

過去人們認為「有戀愛的情感時」或「母親哺乳時」，大腦才會分泌催產素，所以這項激素又被稱為「愛情荷爾蒙」。

但最近的研究發現，催產素其實在許多狀況下都會分泌，例如「親切待人」、「與他人有聯繫感」、「與所愛的人在精神上相互支持」、「肢體接觸」、「感動」、「表達感情」、「接受按摩」、「擁抱」、「撫摸寵物」等。

由於催產素會隨著親切、感謝、體貼、慈悲、慈愛、原諒等情感而分泌，所以也有人稱其為「親切的荷爾蒙」。

據說人體分泌催產素會產生許多很棒的效果，比如「增加對人的親近感、信賴感」、「消除壓力同時獲得幸福感」、「抑制血壓上升並改善心臟功能」以及「更長壽」等。

當人來到「感謝階段」時，心中會湧現親切、感謝、體貼、慈悲、慈愛、原諒等情感，並自然地做出相應的行為，這也就是為什麼大腦會在這個階段分泌催產素，使我們變得更健康。

催產素能消除不安

否認源自於杏仁核的興奮。換句話說，只要讓杏仁核鎮靜下來，就能消除不安。雖然本書已有介紹過幾個使杏仁核鎮靜下來的方法，但其實催產素也具有抑制杏仁核興奮的作用。

德國基森大學有一項利用腦功能影像的研究，實驗人員先是讓受試者看了嚇人的恐怖表情，這時他們觀察到受試者的杏仁核變得興奮，接著實驗人員讓受試者服用一劑催產素，結果杏仁核的活動便受到了抑制。此外，本實驗更發現杏仁核還減少輸送到腦幹的訊號。

由此可見，催產素不僅能抑制杏仁核的興奮，甚至還能抑制傳遞到大腦各處的緊急警報訊號。

可以說催產素是能去除我們心裡的「不安」，並帶來「安心感」的荷爾蒙。

當我們面臨壓力時，交感神經會變得亢奮。若長期處於這種狀態，除了身體會感到疲勞外，還可能會引發疾病。然而有趣的是，催產素居然也能抑制交感神經，同時活化副交感神經的作用。

催產素可促使副交感處於亢奮狀態，使我們揮別「不安」的情緒，還能在提升免疫力的同時，讓我們的身體得以休息、恢復。

由於催產素能幫助我們的身體抵禦壓力，故它也算是一種「治癒荷爾蒙」。

先前我提及患者和醫生之間的信賴關係十分重要，而在這層信賴關係建立時，大腦會分泌的激素就是催產素。

此外，本書中也有不斷提到陪伴、家人的支持、與周圍人聯繫等的重要性，而在這些與他人產生聯繫的時刻，催產素也會分泌。**感謝就能治癒疾病。**

很久以前，這種話只會出現在心靈雞湯類的書籍中，但現在這些話已有許多科學數據上的佐證。

心懷感謝並親切待人能促使大腦分泌催產素與腦內啡，所以這些行為真的能改善我們的疾病，並一口氣提升身體的治癒能力。

抵達感謝階段的五個處方箋

感謝能讓自己和周圍人都健康

感謝就能治癒疾病。

話雖如此，但大家應該都有不太清楚該如何感謝，以及該怎麼做才能自然而然地心懷感謝。

於是本章將介紹「到達感謝階段的處方箋」，好讓大家能了解具體該如何實踐。

處方箋1　每天寫下三件感謝他人的事

有項感謝的作業是「每天在日記中寫下三個感謝，無論誰都能變得幸福」。

過去一些自我啟發類的書籍就曾介紹過這個方法，所以應該有人曾經在哪裡讀到這個作法。或許也有人對此半信半疑，但最近一些正向心理學的研究也證實了這項作業的效果。

每天寫下「三件感謝的事」，就能形成並強化正向神經網路，使人無論對什麼事都能正向思考。

- 連續二十一天，每天寫下三件自己覺得感謝的事
- 花兩分鐘把當天最有意義的事件以日記的型式記錄下來
- 花兩分鐘向支持、鼓勵自己的某個人寫一封正面積極的信

感謝訓練有很多種模式，每種模式都有效果，但重點都是要在一天結束時執行。推薦各位可以從自己覺得容易執行的課題下手，嘗試持續執行一段時間。

處方箋2 一天說三次「謝謝」

「書寫」感謝的作業雖然效果顯著，但要持之以恆並不容易。

這裡我想推薦另一個更容易實踐的感謝作業，那就是一天說三次「謝謝」。在日常生活中，我們隨時都有機會能表達「感謝」，例如「你做的飯很好吃，謝謝」、「謝謝你幫忙倒垃圾」、「（對幫忙列印的下屬）謝謝」「（對幫忙製作咖啡的店員）謝謝」等等。

想要說出「謝謝」，就必須要去留意「他人為自己做了什麼」，也就是說你必須要以正面的心態去觀察他人才會產生「感謝」的心情。

當你能理所當然地說出「謝謝」時，就代表你的大腦已從負面思考迴路切換成了正面思考迴路。

一天說三次「謝謝」的作業執行起來雖十分簡單，但效果亦十分可觀。

處方箋3 試著向他人分享病癒的經驗

當你把從疾病中康復的經驗分享給正因疾病所苦的人時，便會獲得他人的感謝。

正為疾病所苦的人們正處於不知何時才能脫離隧道的孤獨之中，而你「脫離隧道的經驗」對這些人而言不僅是非常寶貴的資訊，還能為這些困於孤獨中的人帶來無與倫比的勇氣。

不僅「感謝」，「被感謝」也是件意義非凡的事。當我們受到他人感謝時，自我肯定感會有所提升，還會獲得自信以及邁向康復、回歸社會的能量。

此外，生病的經驗不僅能幫助正在住院中的患者，也能分享給現在健康的朋友或同事等。

「生病前我總是犧牲睡眠時間，過分投入在工作上。但這場病後我這發現睡眠才是最重的事，各位應該要好好睡覺。」像這類經驗談對沒有生病的人也是能起到提醒的作用。

接下來，我想再介紹一個非常有趣的研究。

這項實驗將研究對象分成了兩組，一組是「慈悲冥想組」，這組人員需連續六週在冥想的同時，打從心底祈望最重視的人能身體健康又幸福，而另一組則是什麼都不做的對照組。等六週結束後，實驗人員就讓這兩組人做一些會讓人有壓力的課題，並比較兩組的差異。結果發現冥想組的白血球介素-6（造成免疫力低落的相關物質）明顯偏低，心理壓力也較低。此外，這群人的壓力荷爾蒙皮質醇的分泌也受到了抑制。

這項研究的數據顯示，當人對他人慈悲為懷，**關心他人的煩惱，並祈望那個人能身體健康時，不但能減輕自身的壓力，還能減少對健康有害的物質，使自己也變得健康。**向其他患者分享自己的經驗、祈望他人身體健康或盡可能地幫助他人維持健康等行為，對自身的健康也有很大的幫助。

處方箋4 珍惜家人

因得知罹患重病而意志消沉的人，我建議你可以去看一部由演員傑克・尼克遜與摩根・費里曼主演的電影《一路玩到掛》（*The Bucket List*）。

這部電影的兩個主角分別爲億萬富翁愛德華（傑克・尼克遜飾演）與汽車修理工卡特（摩根・費里曼飾演），碰巧成爲雙人病房室友的兩人都是癌末患者，各自都僅剩六個月的壽命。

卡特寫下了自己的「人生遺願」，而大富豪愛德華看到後決定出資完成這些夢想，於是兩人一起逃出醫院，開始了環遊世界的旅行。

跳傘、開賽車、狩獵、攀登金字塔、目睹世界上的壯麗美景、享受美食……，兩人一起完成了一個又一個的「人生遺願」，而在想做的事幾乎都快做完時，各位猜猜兩人最後做了什麼事呢？

卡特雖然不顧妻子維多利亞的反對，執意去了這趟旅行，可在維多利亞用電話懇求「希望最後一刻能一起度過」時，卡特想起了妻子的重要性，於是他拋下愛德華回到家中。

在家中等著卡特的是他最心愛的妻子、孩子與孫子們，大家族其樂融融地圍著餐桌一起享用餐點。與妻子、孩子們一起度過的時光以及家人團聚的時刻，讓卡特感受到「安詳」、「安心」以及至高無上的「幸福感」。

另一方面，愛德華雖然是億萬富翁，卻離了四次婚，他最後的掛念是支離破碎的家庭。於是他下定決心去見已斷絕往來有十幾年的女兒。見面後他坦承地說出自己的想法，並與女兒達成了和解，而後他抱起第一次見到的孫女，親吻了她的臉頰。

人生中雖然有很多重要的事，但最重要的其實是「家人」。兩位主角到最後都發現「找到完美人生的方法」，就是珍惜與最愛的家人共度的時光。

有許多的研究都發現，和家人尤其是與配偶的關係會對健康造成很大的影響。

猶他大學曾對一百五十對夫妻進行了夫妻關係與動脈硬化之相關性的研究，而實驗結果顯示**夫妻關係愈差，動脈硬化的傾向就愈顯著；反之夫妻關係愈好，則愈不容易罹患動脈硬化**。而此結果的原因就在於，良好的夫妻關係會增加催產素的分泌，進而減少促成動脈硬化的因素。

此外，俄亥俄州立大學還曾針對夫妻關係與傷口治癒速度做了研究調查，結果發現夫妻關係較差者的治癒速度，比一般低了六成。

讀到這裡也許有人會心頭一驚，心想：「我們夫妻關係不好，所以我們正遭受不良的影響嗎？」但會這麼想的人還請不要感到沮喪，因為在另一項實驗中發現了另一件事。

在這實驗裡，實驗人員召集了幾對新婚夫婦，並請他們花三十分鐘互相討論夫妻間的問題，結果隨著憤怒與不信任感等「敵對情緒」的升溫，夫妻們的壓力荷爾蒙亦隨之增加。但若在談話的過程中有體諒對方，並留意進行有建設性的對話時，壓力荷爾蒙就會立刻減少。

此外，還有一項研究是以對配偶懷有敵意且患有胸痛的患者為對象。在實驗過程中，研究人員請受試者夫妻互相清洗對方的衣物，結果光是這樣的行為，就讓患者的胸痛獲得了緩解。而這項研究認為這是由於夫妻間的敵對心理變成了體貼，致使催產素的分泌所導致的結果。

假如你與你的伴侶目前關係不佳，但只要從今天開始互相說些正面的話，互相體諒對方，並在傾聽的同時，努力理解對方的心情，這麼一來催產素的分泌量就會馬上增加，進而為你們的健康帶來正面的影響。

對家人的愛（＝催產素）能即時發揮效果。

人與人之間進行愛的交流能獲得「治癒」效果，而這不僅限於夫妻之間，親子、朋友關係也一樣，且也有許多研究顯示，就算是獨自生活的人也能透過與寵物互動來獲得「治癒」。

綜上可知，珍惜家人、擁有與家人團聚的幸福時光將有利於疾病的預防與康復。可以說與家人的交流、和家人間的情感是疾病的「特效藥」。

處方箋5 珍惜社交關係

有諸多研究數據都顯示「人際關係能緩解壓力」，例如以下幾例。

- 根據一項以兩萬四千名勞動者為對象的全美調查，「沒有什麼社交關係的人」跟「擁有穩固社會牽絆者」相比，罹患重度憂鬱的比例高出了兩到三倍之多。
- 在心臟病發作後的六個月，有獲得情感上支持的人跟沒有的人相比，存活率多達三倍。
- 員工若一整天在職場上與周遭人擁有良好的社交關係，心血管系統便會恢復到穩定的狀態。擁有許多良好人際關係的員工，愈不容易受到工作壓力帶來的不良影響。此外，與人交流能降低壓力荷爾蒙皮質醇的水準。

若擁有良好的社會關係，大腦便會釋放催產素進入血液，立即使不安的情緒鎮靜下來。而擁有社會牽絆還能活化心血管系統、神經內分泌系統以及免疫系統，不僅能促進身體健康，還能穩定心神。

人在退休後常會出現一口氣老化、突然變得健忘或罹患失智症等狀況，而這些是人退休後長時間待在家中，導致社交互動急遽減少所造成的結果。

而當人一旦生病，會更不想與他人見面。

所以我建議高齡者應多去參加同學會、校友會等，多與以前的朋友們見面。社區組織幹部等也不要嫌「麻煩」而拒絕，接下這些職務反而較有益身心健康。

每週一次參與興趣社團，或和朋友喝茶聊天等，這些看似微小的交流，其實全都是「社交關係」。

當朋友邀你喝茶時，請不要覺得「懶得動」或「麻煩」，應積極地參與。

不要減少與家人以外的朋友或熟人互動的機會，這些社交關係除了能預防疾病外，也是幫助你疾病康復的「良藥」。

如果你的父母已經退休了，也要多加留意爸媽是否有與社會保持「聯繫」，或者是否出現陷入「孤獨」的情形。

感謝就能治癒疾病。

這句話或許令人有些難以置信，但我建議各位可以從能做到的事情開始一個個採取行動，相信你一定會發現非常驚人的效果。

＊＊＊

疾病好不了的原因正是「不安」。

要是我們能控制不安，並減少不安的情緒，「怎麼也治不好」的惱人疾病便能一口氣好轉。

若你願意慢慢地試著實行本書所介紹的情感控制術，你的不安應能有所減輕，疾病也能逐步邁向康復。

第7章的總結

- 心懷感謝，只要感謝就能治癒疾病！
- 每天寫下三件感謝他人的事。
- 每天說三次「謝謝」。
- 和他人分享你康復的經歷。
- 珍惜家人。
- 珍惜你擁有的社交關係與牽絆。
- 擔任志工，貢獻他人。

結語

不對抗疾病就能康復。
不要與疾病、醫生、家人鬥爭。
自我肯定並試著相信醫生。
這些細微的習慣，能讓我們從「否認」轉變為「接受」，而後產生「感謝」。
疾病也會在不知不覺間逐漸獲得改善。

可能很多人都會懷疑：「真的這麼簡單就能治癒至今都難以康復的疾病嗎？」
各位只要願意實行我以精神科醫師身分職業三十年的經驗所寫下的本書內容，我敢斷言各位的症狀必定能有所改善，疾病也能漸漸康復。

在讀完本書的這個時刻，讓我們再來回顧一下第19頁「能康復者」與「難以康復者」差異的那張表。

難以康復者的特徵有「與疾病鬥爭、對抗」、「言語中多是抱怨」、「多是負面的話」、「指責他人」、「指責自己」、「不會找人談論煩惱」、「困在過去」等，各位是不是發現有許多與自己相符的項目呢？

我希望大家能逐一改善這些事項。例如接受疾病、停止抱怨並改說「謝謝」、原諒他人、認同自己。實踐愈多，你的心情會變得愈輕鬆，疾病也會逐步康復。

不斷自責、他責或抱怨並無法治癒疾病。因為這些行為只是突然為自己製造壓力的根源。這就好比腳上死死地踩著剎車，這樣車子怎麼可能會前進呢？

相信他人、感謝他人，就能治癒疾病。

雖然這些話很常出現在心靈雞湯的書籍中，但這並不是什麼「心靈雞湯文」或「自我暗示」。腦科學與心理學的諸多研究，都證明了信任與感謝有助於改善疾病。

信任他人、展露笑容、親切待人、表達感謝等行為，可以抑制壓力荷爾蒙（腎上腺素、皮質醇）的分泌，並促進大腦分泌治癒物質（催產素、腦內啡）。而根據最近的研究，人們還發現這種「治癒荷爾蒙」本身就能帶來「幸福感」。

充滿信任、笑容、親切和感謝的生活，即是不生病、治癒疾病的生活方式，也是幸福生活的方法。

我在撰寫本書時，正值新冠疫情大流行的時刻。目前看來，疫情還需要很長一段時間才能平息，我們將來的生活必定仍會伴隨著壓力和不安。

如果各位願意實踐本書的內容，就能消除不安、恐懼、憤怒、悲傷等負面情緒，以及大部分的壓力。此外，由於催產素與腦內啡的分泌能提升免疫力，也就是說實踐本書的內容還能預防傳染病。

現在或許正值前途渺茫、難以生存的時代，但正因如此，各位才更應該要實踐「情感控制術」，希望大家都能一起過上充滿笑容、親切和感謝的生活。

如果本書對你今後的日子能有所幫助，那將是我這位精神科醫師莫大的榮幸。

精神科醫師　樺澤紫苑

参考書籍

- 『死ぬ瞬間——死とその過程について』エリザベス・キューブラー・ロス著、鈴木晶訳、読売新聞社
- 『幸福優位７つの法則　仕事も人生も充実させるハーバード式最新成功理論』ショーン・エイカー著、高橋由紀子訳、徳間書店
- 『最新 がん事典』坂田三允、奥宮暁子著、日野原重明監修、小学館
- 『脳からストレスを消す技術』有田秀穂著、サンマーク出版
- 『孤独の科学——人はなぜ寂しくなるのか』ウィリアム・パトリック、ジョン・T・カシオポ著、柴田裕之訳、河出書房新社
- 『朝やる気になり夜ストレスを消す　切替脳の活かし方』有田秀穂著、ビジネス社
- 『「怒らない体」のつくり方——自律神経を整えるイライラ解消プログラム』小林弘幸著、祥伝社
- 『成功が約束される選択の法則: 必ず結果が出る今を選ぶ５つの仕組み』ショーン・エイカー 著、高橋由紀子訳、徳間書店
- 『快楽物質　エンドルフィン』ジョエル・デイビス著、安田 宏訳、青土社
- 『エンドルフィン　脳がつくるアヘン』C.F. レヴィンソール著、加藤珪訳、地人書館
- 『「親切」は驚くほど体にいい！』デイビッド・ハミルトン著、有田秀穂監訳、飛鳥新社
- 『親切は脳に効く』デイビッド・ハミルトン著、サンマーク出版
- 『幸せがずっと続く12の行動習慣』ソニア・リュボミアスキー著、日本実業出版社
- 『愛は化学物質だった!?　脳の回路にオキシトシンを放出すればすべてはハッピー』スーザン・クチンスカス著、白澤卓二監修、ヒカルランド
- 『脳を最適化すれば能力は2倍になる』樺沢紫苑著、文響社
- 『人生うまくいく人の感情リセット術』樺沢紫苑著、三笠書房

作者簡介

樺澤紫苑

精神科醫師、作家
1965年出生於日本札幌。
1991年畢業於札幌醫科大學醫學院，隨後任教於札幌醫科大學神經精神醫學系，於大學醫院、綜合醫院、精神科專科醫院等北海道內的8間醫院值勤。
2004年赴芝加哥伊利諾大學留學3年，期間從事憂鬱症、自殺等相關研究。返國後於東京成立「樺澤心理學研究所」。
以「透過資訊傳遞，達到心理疾病與自殺的預防」為願景，淺顯易懂地傳達精神醫學和心理學、腦科學的知識，在各大網路平台有著高人氣，追蹤者累積超過60萬人。
著書超過30本，其中最暢銷的《最高學以致用法》系列累積銷售達80萬冊，另有《精神科醫師的壓力消除法大全》（暫譯）等作品，總銷售量累積超過180萬冊。

精神科醫師的情感控制術

出　　版／楓葉社文化事業有限公司
地　　址／新北市板橋區信義路163巷3號10樓
郵政劃撥／19907596　楓書坊文化出版社
網　　址／www.maplebook.com.tw
電　　話／02-2957-6096
傳　　真／02-2957-6435
作　　者／樺澤紫苑
翻　　譯／洪薇
責任編輯／江婉瑄
內文排版／洪浩剛
港澳經銷／泛華發行代理有限公司
定　　價／380元
出版日期／2022年3月

國家圖書館出版品預行編目資料

精神科醫師的情感控制術 / 樺澤紫苑作 ; 洪薇翻譯. -- 初版. -- 新北市 : 楓葉社文化事業有限公司, 2022.03　面；　公分

ISBN 978-986-370-392-1（平裝）

1. 精神醫學　2. 情緒管理

415.95　　110021857